pg. 1

Dedicado a todos los que aman las Ciencias Biomédicas y en especial a Usted.

HORIZONTAL

2. Prominencia triangular cartilaginosa situada por delante del orificio externo del conducto auditivo.

5. Pequeña zona. Franja circular de fibras que se sitúa entre el cuerpo ciliar y la zona ecuatorial de la coroides del ojo.

7. Formación patológica en los tejidos corporales, en forma de bolsa o saco cerrado, provista de una membrana que contiene una sustancia líquida o semisólida de distinta naturaleza en su interior.

8. Prefijo griego que denota escaso, deficiente, insuficiente, poco.

10. Incisión en el periné femenino durante el parto, para evitar el desgarro de los tejidos y facilitar la expulsión del feto.

VERTICAL

1. Capa media o muscular del corazón.

3. Órgano dióptrico y transparente del bulbo ocular, situado entre el humor acuoso y el cuerpo vítreo, con forma de lente biconvexa.

4. Tendón aplanado o membrana fibrosa, blanca nacarada, brillante, sirve de envoltura resistente a los músculos y lo fija a otras partes del cuerpo, actualmente se suele denominar fascia.

6. Aire o gas desarrollado en el interior del cuerpo, especialmente en el estómago e intestinos.

9. Dislocación o desplazamiento de una parte, especialmente de las superficies articulares de los huesos.

CRUCIGRAMA 1

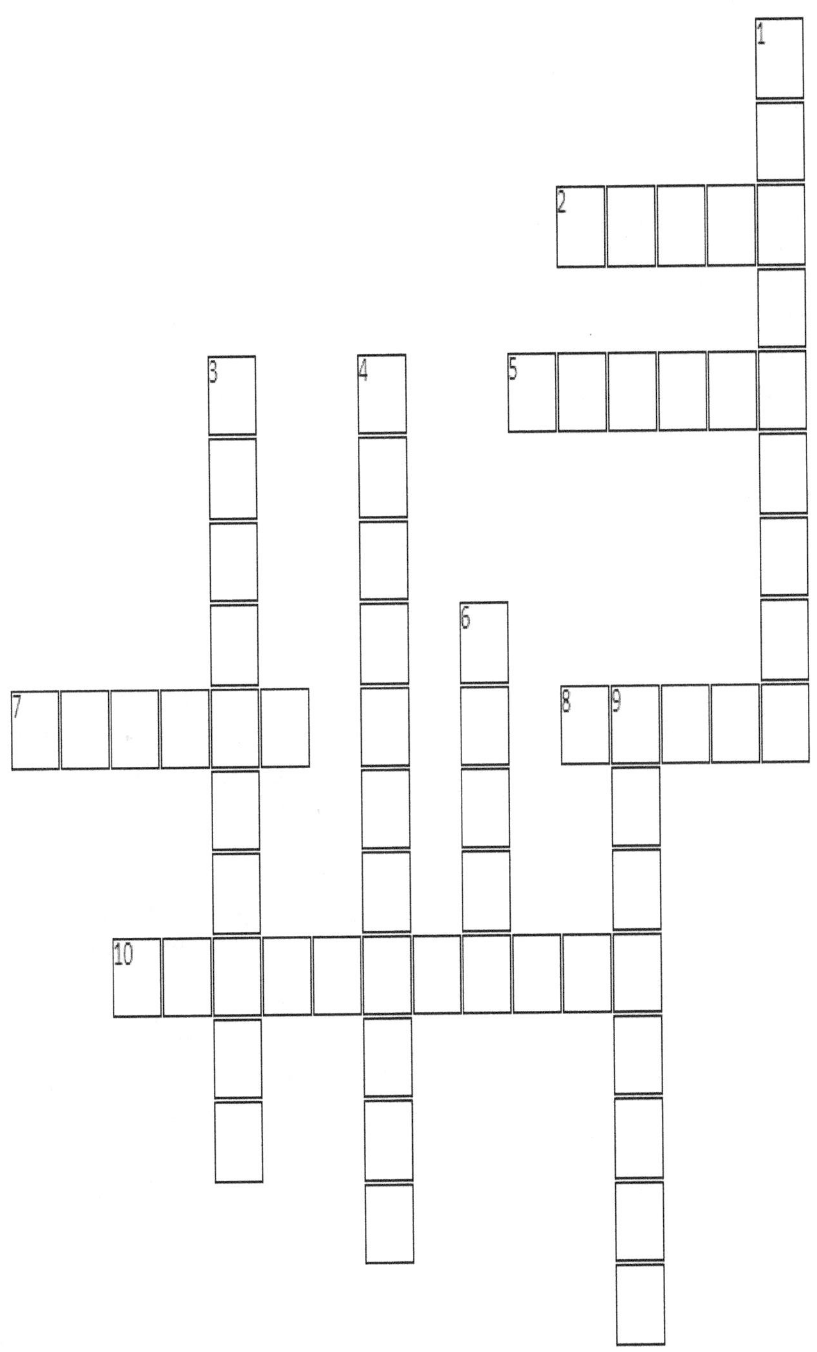

HORIZONTAL

3. Entrecruzamiento o cruce de fibras de un lado a otro de la línea media.

6. Sentido que permite percibir el sabor de las sustancias, sus receptores se encuentran mayormente en la lengua.

7.Condición o deformidad angular en la cual las piernas se encuentran viradas hacia dentro.

8. Pequeña masa carnosa que pende del centro del velo del paladar, encima de la raíz de la lengua.

10. Mecanismo de expulsión del feto viable y de la placenta del interior de la cavidad uterina al concluir el tiempo del embarazo.

VERTICAL

1. Glándula más voluminosa del organismo, situada mayormente en el hipocondrio derecho.

2. Inflamación, irritación, comezón y enrojecimiento de los bordes palpebrales donde crecen las pestañas.

4. Cavidad o espacio en los huesos llena de aire o largo conducto dilatado con sangre especialmente venosa.

5. Movimiento espasmódico involuntario y rápido de los globos oculares.

9. Membrana pigmentada de la túnica vascular del ojo.

CRUCIGRAMA 2

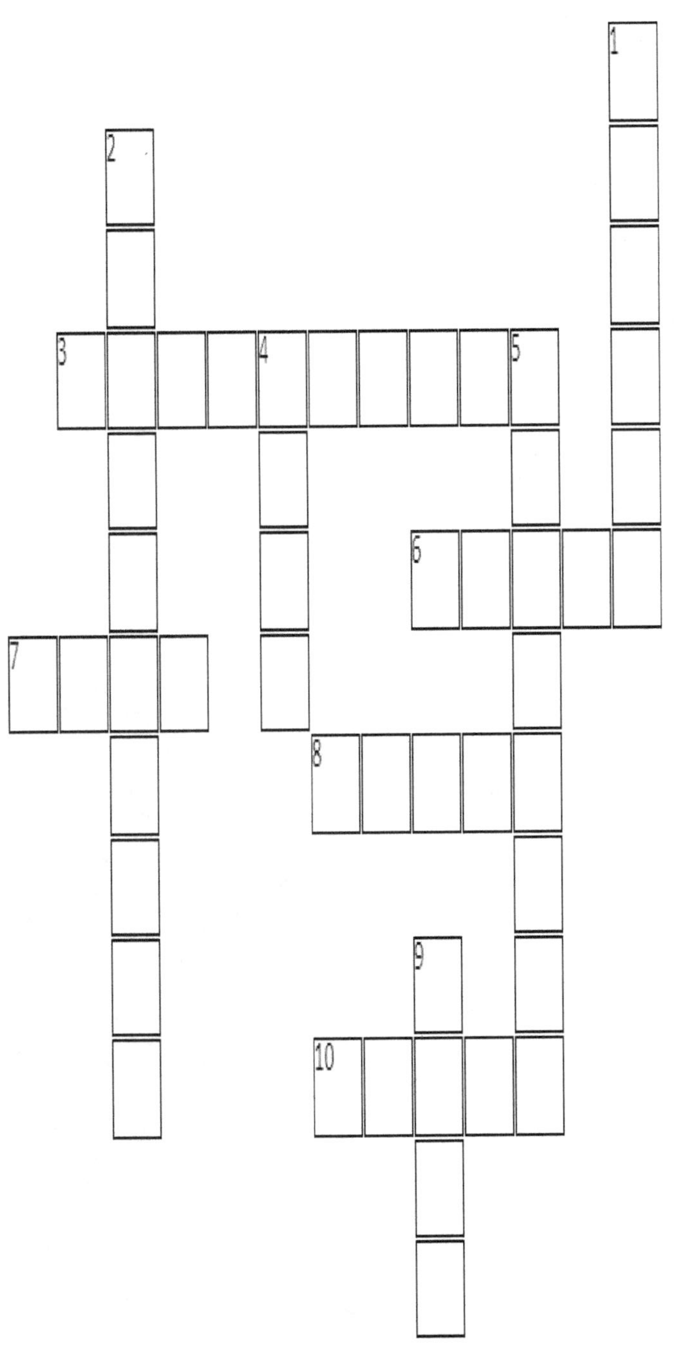

HORIZONTAL

2. Ausencia de los dedos de la mano o del pie, con lesión o no de las zonas contiguas.

4. Acto de incluir carne u otros tejidos humanos, excepto sangre, en la dieta.

6. Órgano par del sistema respiratorio donde se realiza el intercambio gaseoso con la sangre.

9. Coloración amarillenta de la piel, mucosas y secreciones debido al aumento de la concentración de bilirrubina en sangre.

10. Sensación subjetiva o malestar desagradable en el estómago que indica necesidad de vomitar.

VERTICAL

1. Secreción de coloración parda excretada por glándulas sudoríparas modificadas en el conducto auditivo externo, con función de protección y lubricación.

3. Prefijo griego que significa podrido o que tiene relación con la putrefacción o descomposición.

5. Articulación inmóvil en la que una espiga de un hueso penetra en el hueco de otro, como se observa en el diente con el hueso alveolar.

7. Sonido confuso, irregular, inarticulado, más o menos fuerte, normal o patológico que se percibe por la auscultación.

8. Inflamación del oído provocada generalmente por una infección.

CRUCIGRAMA 3

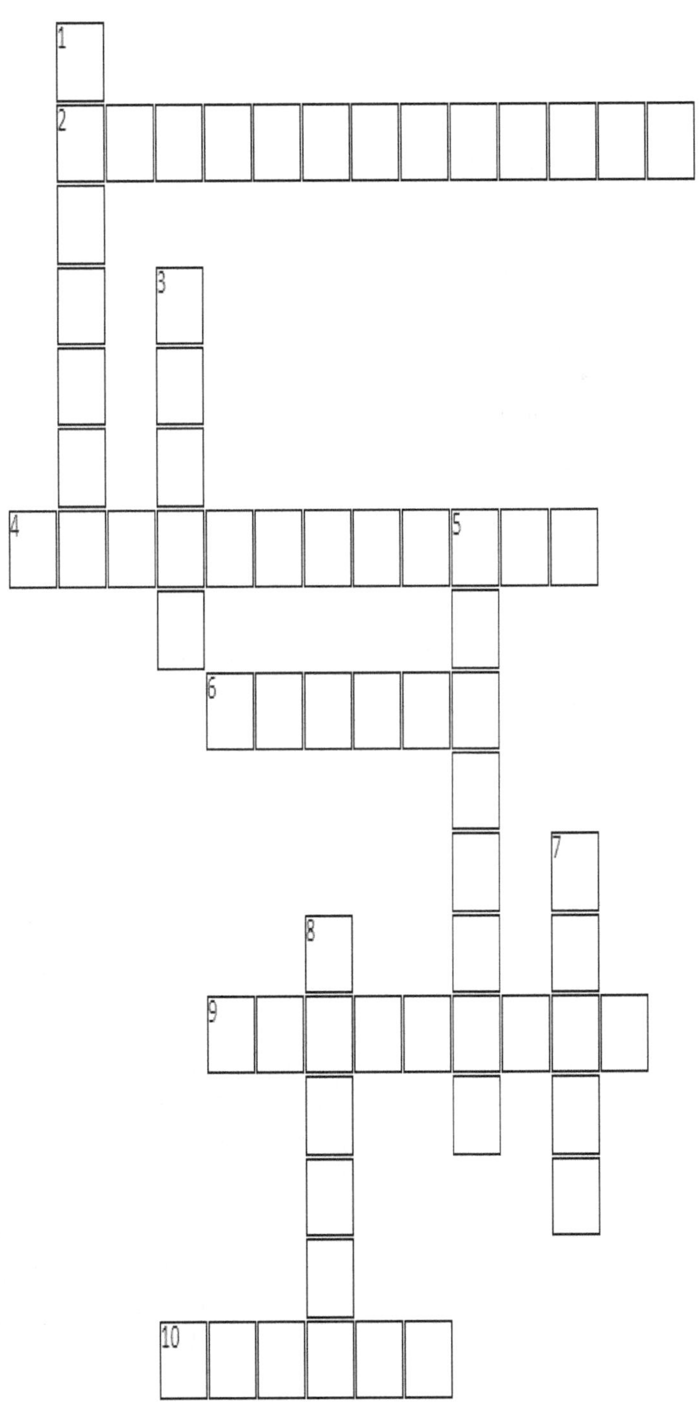

HORIZONTAL

1. Huesecillo del oído que se halla en contacto directo con la membrana timpánica.

5. Parte de las vías ópticas que corresponde a un entrecruzamiento en forma de equis (X) de las fibras provenientes de las cintas ópticas. Lugar de unión entre los cromosomas homólogos durante la meiosis.

8. Pelo corto, suave y fino que cubre algunas zonas del cuerpo humano, constituido por fibras capilares.

9. Sustancia que se forma cuando los glóbulos rojos se descomponen, forma parte de la bilis y su acumulación anormal produce ictericia.

10. Prefijo griego que indica temor morboso, miedo irracional, angustioso y de carácter enfermizo hacia una persona, cosa o situación que representa poco o ningún peligro real.

VERTICAL

2. Concentración de grasas en la sangre.

3. Contracción tónica de los músculos elevadores de la mandíbula que producen la oclusión forzada de la boca e imposibilita su abertura total.

4. Enfermedad genética, más frecuente en varones que consiste en confundir un color con otro (rojo por azul, amarillo por verde). Ceguera de colores.

6. Aumento de los productos de desecho en el organismo debido a la incapacidad de los riñones para excretarlos.

7. Tumor formado por la salida o proyección de un órgano o parte de este a través de un área muscular débil, ya sea por una abertura natural o accidental.

CRUCIGRAMA 4

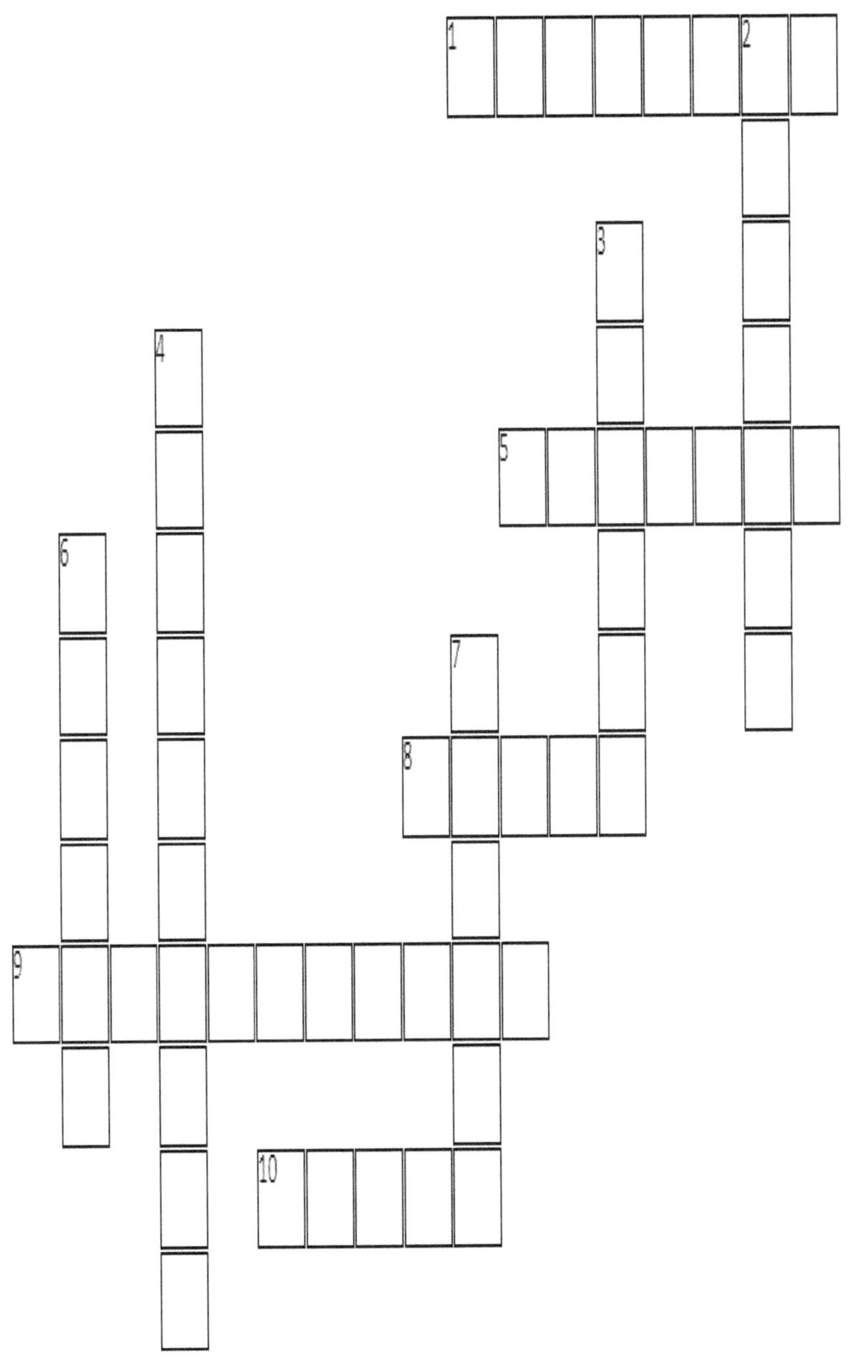

HORIZONTAL

2. Formación o multiplicación exagerada de las células de un órgano o tejido.

5. Disminución de la frecuencia cardíaca, caracterizada por un ritmo lento e irregular, inferior a 60 latidos por minutos.

8. Estado intermedio entre el sueño y la vigilia, donde la persona todavía no ha perdido la conciencia y puede ser despertada con estímulos leves.

9. Sentido especializado en percibir y distinguir los olores.

10. Pequeño ensanchamiento que se presenta en el recorrido de los vasos linfáticos y de los nervios.

VERTICAL

1. Pigmento orgánico que da color a la piel, mucosa, iris, etc. y que ayuda a protegerlos del daño de la luz ultravioleta.

3. Mecanismo de defensa que engloba y destruye partículas sólidas, orgánicas e inertes en el interior de la célula.

4. Adelgazamiento extremo, desnutrición, debilidad general.

6. Músculo de la mímica, cuya contracción da lugar a la risa.

7. Perjudicial, que hace daño.

CRUCIGRAMA 5

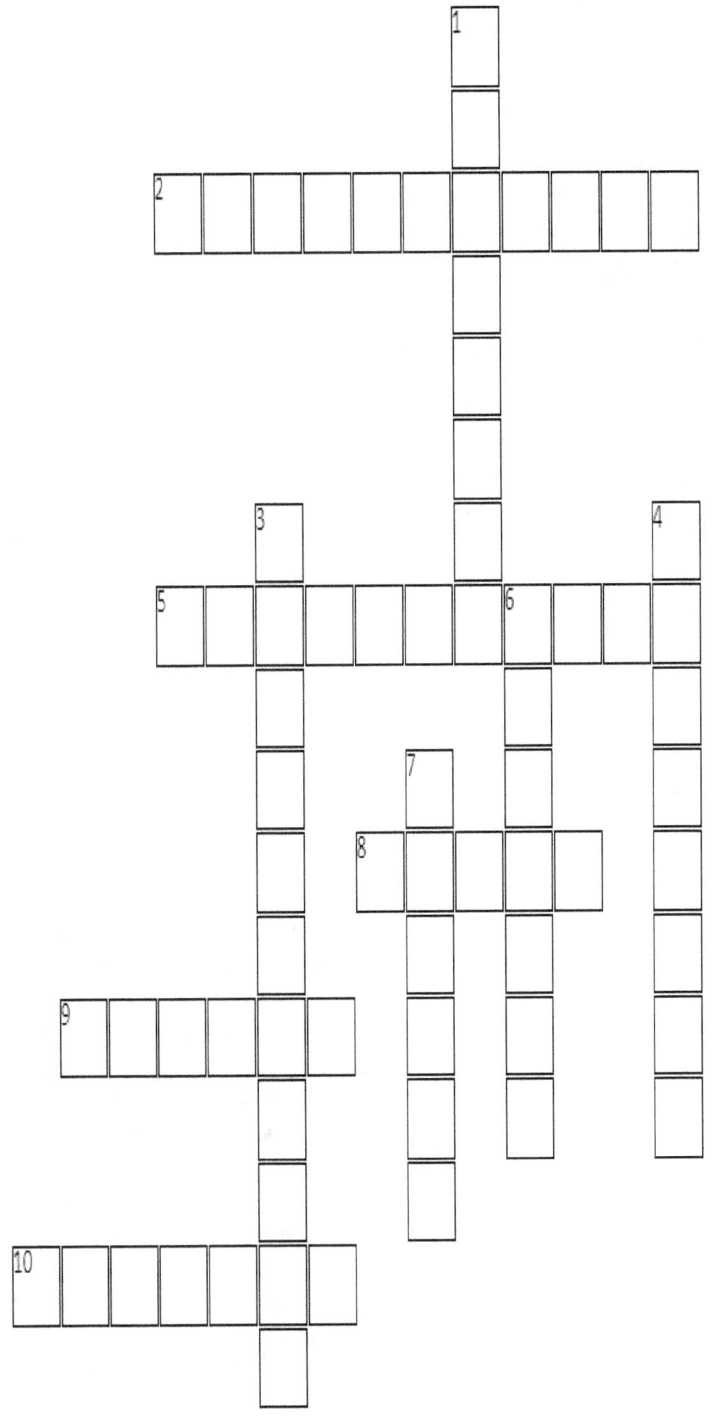

HORIZONTAL

2. Abertura inferior del estómago que se continúa con el duodeno y constituido por fibras musculares lisas que actúan como esfínter.

5. Órgano muscular hueco de la pelvis femenina, situado entre la vejiga y el recto.

6. Movimiento masticatorio de desplazamiento lateral de la mandíbula.

7. Estatura o altura de una persona medida desde la planta del pie hasta el vértice de la cabeza.

10. Prefijo latino que indica debajo de, situación inferior a una parte u órgano.

VERTICAL

1. Acción y efecto de levantarse o ponerse rígida una parte del cuerpo.

2. Secreción o exudación de lágrimas de manera superflua. Abundante cantidad de lágrima o lagrimeo.

4. Trastorno del crecimiento de los huesos debido a un incompleto o retardado desarrollo del cartílago epifisiario, provocando el tipo más común de enanismo.

8. Curvatura normal de la columna vertebral en sus segmentos cervical y lumbar, que observada en el plano sagital presenta la convexidad hacia delante.

9. Medicamento líquido espeso, generalmente dulce y pegajoso, elaborado a partir de una solución saturada de agua y azúcar, con ingredientes naturales o químicos y con propiedades curativas.

CRUCIGRAMA 6

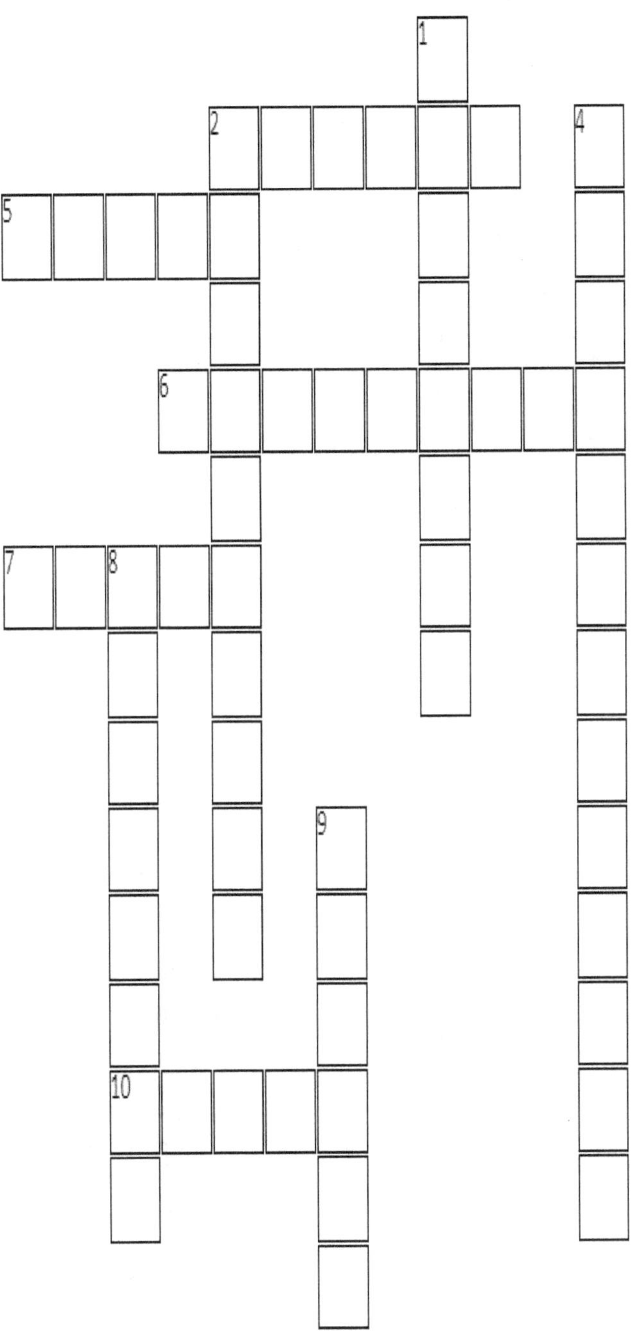

HORIZONTAL

5. Parte del tronco entre el cuello y el abdomen que contiene órganos vitales como los pulmones y el corazón.

7. Reducción del aporte sanguíneo en una región o parte del cuerpo.

8. Dificultad en la respiración.

9. Unión o conexión quirúrgicas entre dos estructuras, generalmente creadas entre estructuras tubulares como los vasos sanguíneos o las asas del intestino; también puede ser espontánea como en los vasos de pequeño calibre.

10. Prefijo griego que indica relación con la clavícula.

VERTICAL

1. Aparición de uno o más focos morbosos, secundario a otro primitivo, común en procesos malignos.

2. Práctica sexual que consiste en la estimulación del pene con la boca, lengua y labios.

3. Capa más interna del ojo formada por elementos nerviosos sensibles a la luz.

4. Sirve para atenuar o suavizar los efectos de una cosa negativa como un dolor, proporcionando alivio, pero no curación.

6. Molécula constituida por una base nitrogenada, una pentosa y un grupo de ácido fosfórico y es la unidad básica de la que se compone un ácido nucleico

CRUCIGRAMA 7

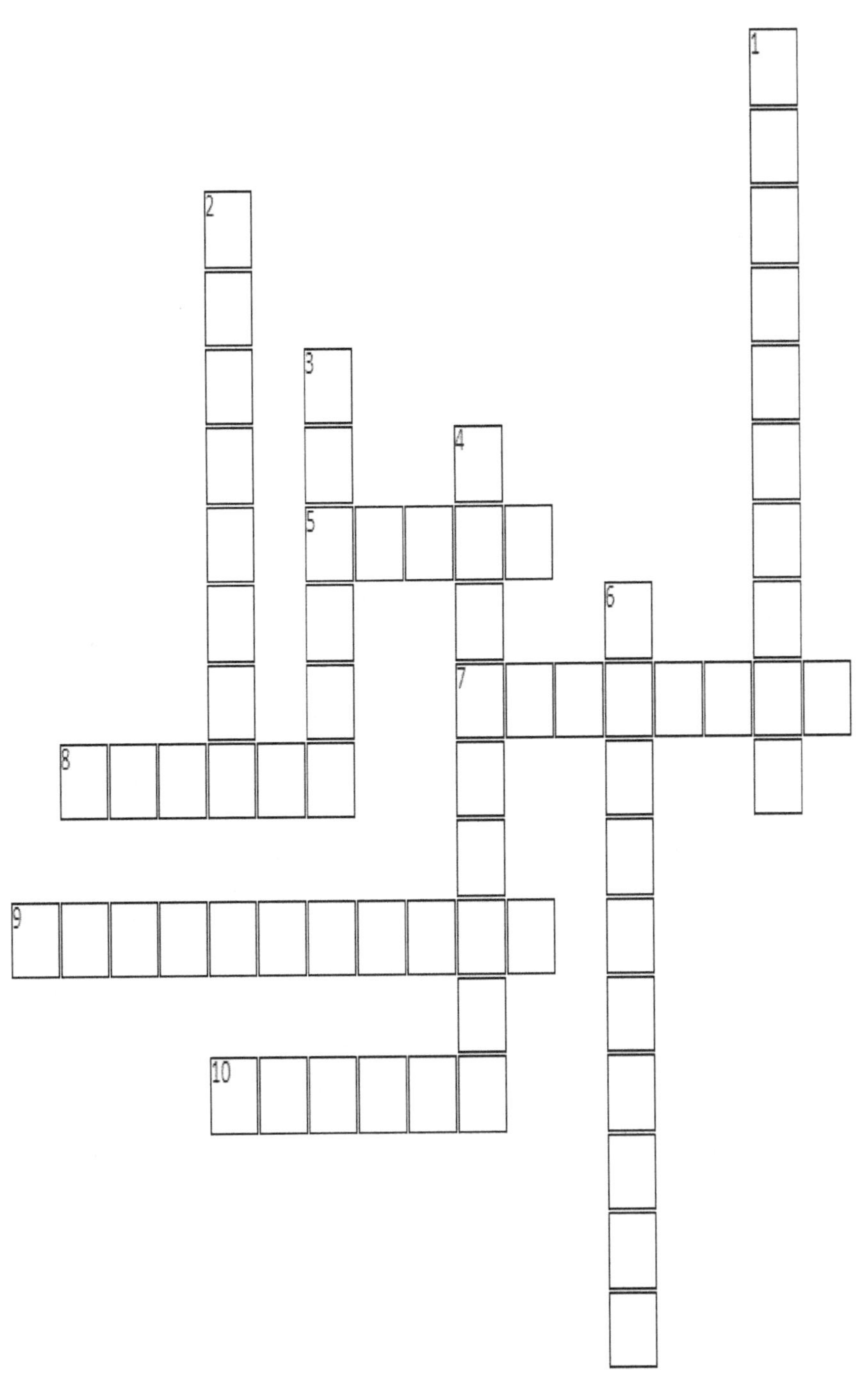

HORIZONTAL

2. Acto de provocar intencionadamente la muerte de una persona que padece una enfermedad incurable para evitar que sufra. Muerte sin dolor ni sufrimientos físicos.

6. Órgano duro cuyo conjunto forman el esqueleto, sirve de sostén y protección de las partes blandas en los animales vertebrados.

7. Inflamación aguda o crónica de la lengua.

9. Punto craneométrico más elevado de la cabeza en el plano sagital medio.

10. Trastorno caracterizado por consumo excesivo de comida en poco tiempo, seguido de arrepentimiento y que es eliminado mediante el vómito o laxante.

VERTICAL

1. Célula que constituye la unidad estructural y funcional del sistema nervioso.

3. Fase de contracción de la musculatura cardíaca y de las arterias para empujar la sangre que contiene en su interior.

4. Hueso que forma parte de la segunda fila de carpo y que presenta una prominencia en forma de gancho en su cara palmar. Término aplicado a varias estructuras caracterizadas por tener forma de gancho o garfio.

5. Hábito morboso y compulsivo de comerse las uñas.

8. Comprende el conjunto de elementos que forman el oído interno, se divide en óseo y membranoso.

CRUCIGRAMA 8

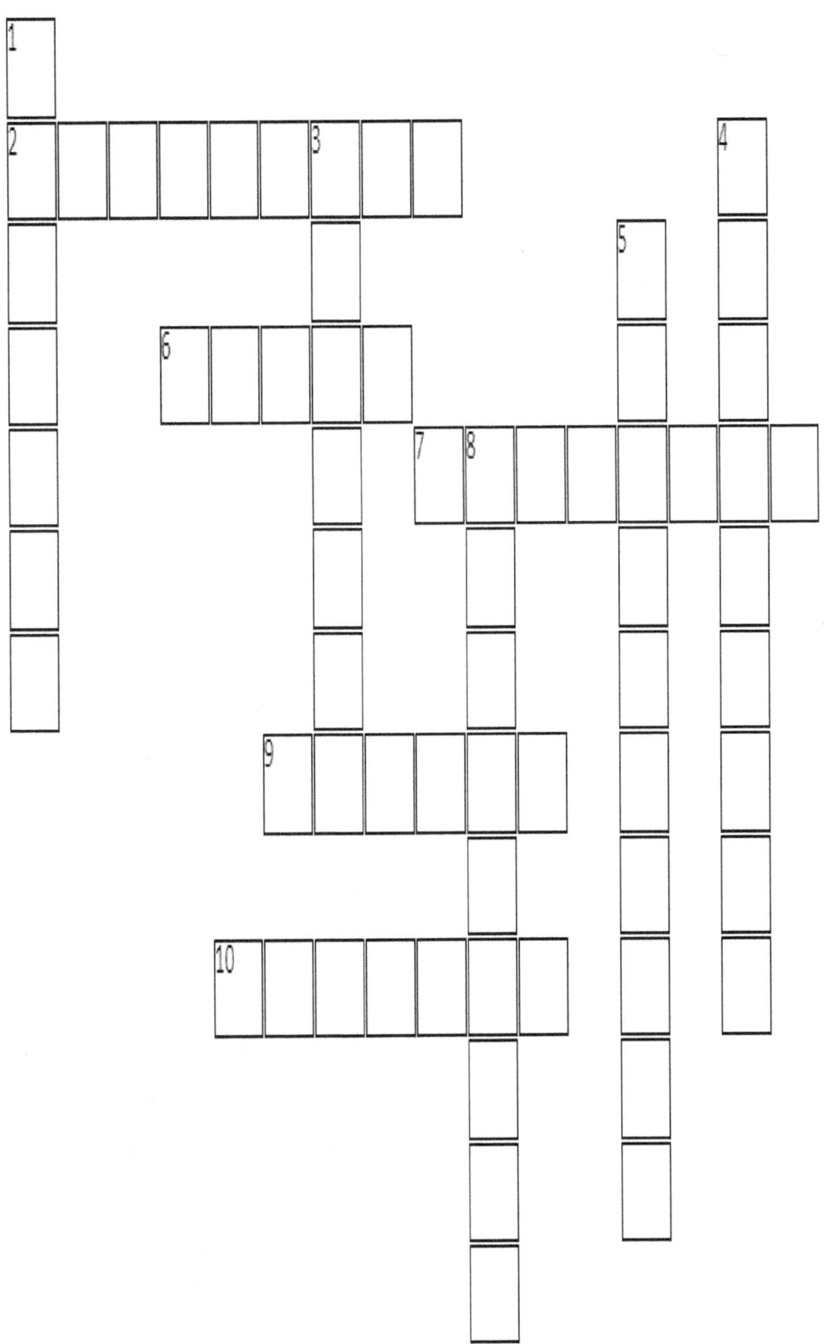

HORIZONTAL

2. Mujer que nunca ha tenido un parto.
4. Estructura formada por células del mismo tipo y que realizan una función específica.
8. Agrandamiento patológico de una o ambas glándulas mamarias en el hombre.
9. Abertura situada en el centro del iris por donde pasan los rayos luminosos a la retina.
10. Producción y eliminación de la orina.

VERTICAL

1. Afección que existe independiente de cualquier otro estado morboso. Enfermedad de origen espontáneo o de causa desconocida.
3. Parte del encéfalo situado en las fosas craneales posteriores, entre el cerebro y el tronco encefálico, controla el equilibrio para caminar y estar parado, así como otras funciones motoras complejas.
5. Examen de la sangre que consiste en evaluar los linfocitos o glóbulos blancos.
6. Aspecto particular de la cara que resulta del conjunto de sus rasgos.
7. Extracción y examen microscópico de una muestra del organismo vivo, con fines investigativos y de diagnóstico.

CRUCIGRAMA 9

HORIZONTAL

1. Preparación farmacéutica de naturaleza oleosa, alcohólica o resina que se aplica sobre la piel.
4. Sulfato de calcio calcinado que se utiliza en la confección de modelos de estudio y trabajo en la Odontología.
8. Proceso de división de una célula que da como resultado dos células hijas genéticamente idénticas.
9. Cicatriz de la pared anterior del abdomen, consecutiva a la caída del cordón umbilical.
10. Relativo a la vejez.

VERTICAL

2. Procedimiento de aplicar el oído directamente o por medio del estetoscopio en ciertas partes del cuerpo, para explorar los sonidos normales de las cavidades del pecho y el vientre.
3. Diversidad en el color de ambos iris o de partes de un mismo iris en una persona.
5. Presencia de ciertas características morfológicas que difieren entre los grupos humanos o sexuales.
6. Instrumento a través del cual se examinan las cavidades del cuerpo manteniendo abierto el orificio de entrada.
7. Prefijo o sufijo griego con la significación de piedra o cálculo.

CRUCIGRAMA 10

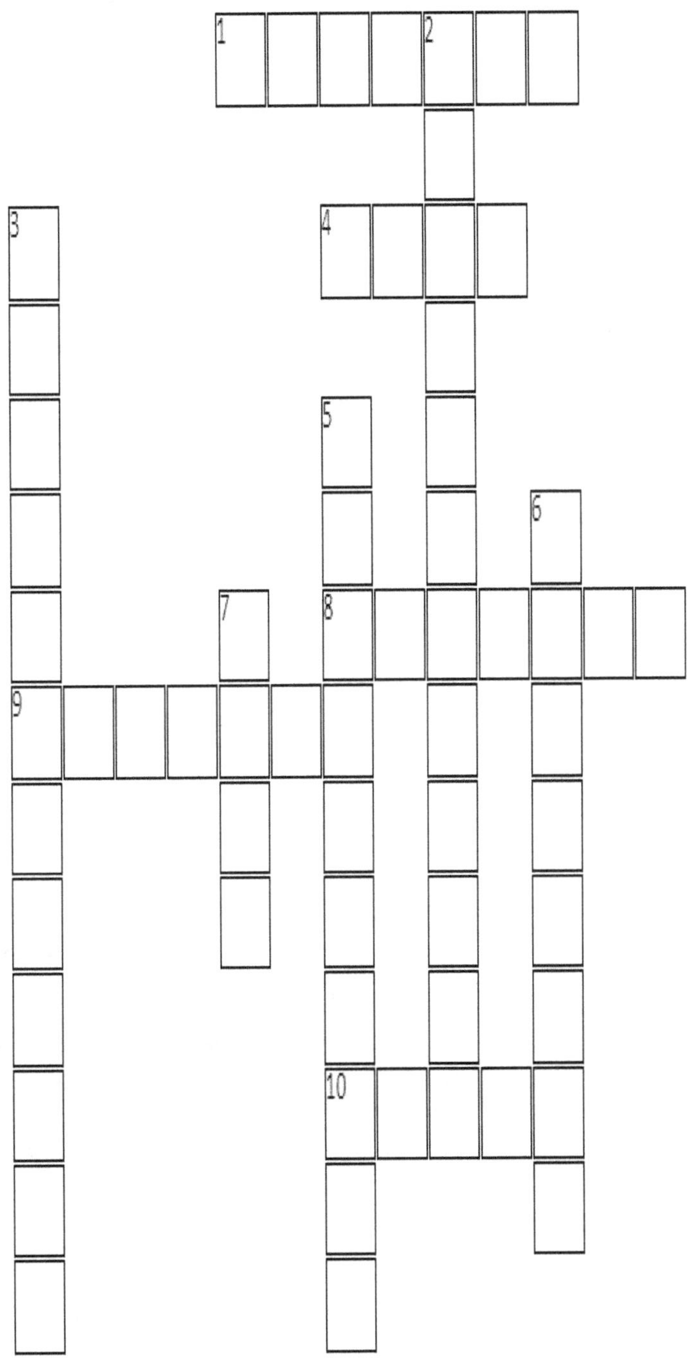

HORIZONTAL

4. Célula de origen mesodérmico formadora de hueso.
6. Golpe o impresión que viene del exterior y que deja alguna lesión corporal o psíquica.
8. Tiempo transcurrido desde el nacimiento a la muerte.
9. Ausencia total o parcial del pelo o cabello por anomalías en su desarrollo.
10. Actitud del cuerpo o postura corporal en estado de reposo sobre un plano más o menos horizontal.

VERTICAL

1. Líquido incoloro, muy volátil, de olor peculiar, inflamable, utilizado en las técnicas anatómicas de transparentación, su aumento en la sangre produce cetosis.
2. Espacio no osificado en el recién nacido que se encuentra entre algunos huesos del neurocráneo.
3. Relativo o perteneciente a los vasos sanguíneos.
5. Conjunto de procesos químicos y físicos que permiten a las células seguir viviendo, actividad propia de los seres vivos.
7. Absorción de líquidos en el organismo. Destrucción fisiológica del hueso en el proceso de remodelación.

CRUCIGRAMA 11

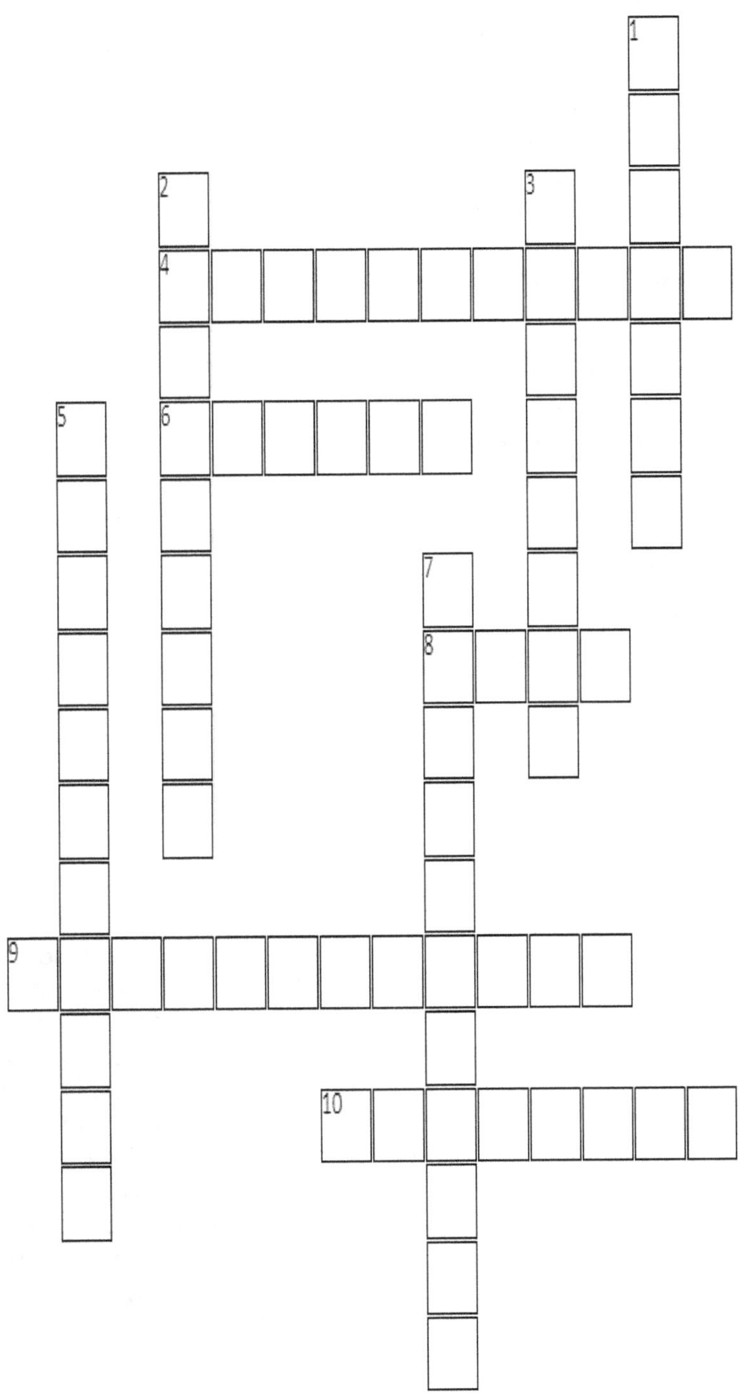

HORIZONTAL

4. Disminución gradual del poder de acomodación del cristalino debido a cambios fisiológicos, después de los 40 años, con incapacidad de enfocar de cerca.

6. Porción del intestino delgado comprendido entre el yeyuno y el ciego, sus asas se disponen preferentemente a la derecha de la cavidad abdominal.

8. Punto situado en el borde superior del manubrio esternal en la intersección con la línea media.

9. Sueño profundo y prolongado, propio de algunas enfermedades nerviosas, infecciosas o tóxicas.

10. Eminencia aguda sobre o cerca de la superficie masticatoria de los dientes.

VERTICAL

1. Extirpación quirúrgica del riñón.

2. Término aplicado a los seres vivos constituidos por una célula.

3. Inflamación de la mucosa bronquial. Catarro bronquial.

5. Organito citoplasmático no membranoso, relacionado con la síntesis de proteínas.

7. Respuesta del sistema nervioso a la fuerza de la gravedad. Influencia de la gravedad en el crecimiento o movimiento orgánico.

CRUCIGRAMA 12

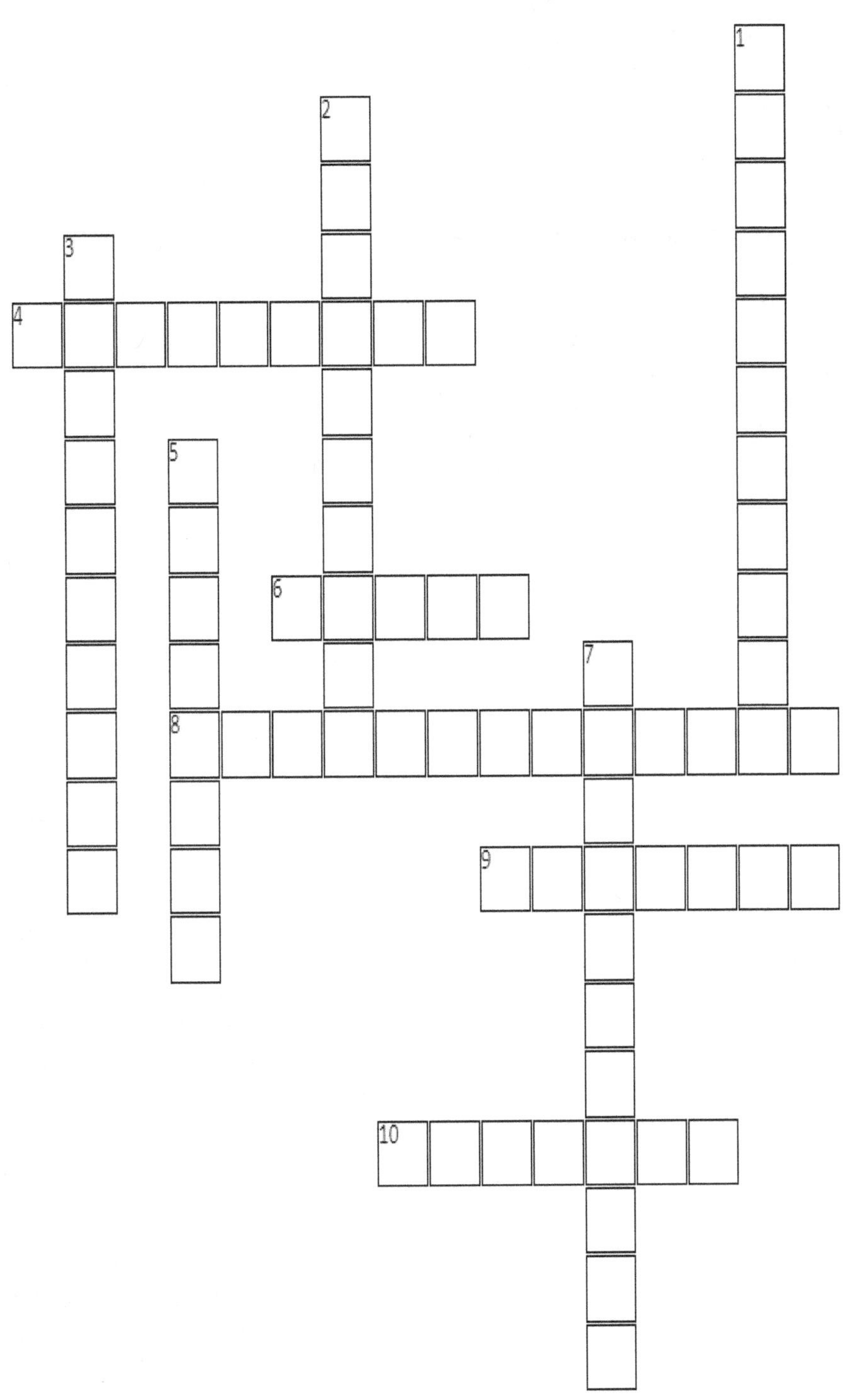

HORIZONTAL

2. Membrana serosa de mayor extensión en el cuerpo que reviste las paredes abdominales y cubre la mayor parte de las vísceras del abdomen.

4. Lobulillo del vermis cerebeloso que ocupa la parte más elevada del mismo, por detrás se continúa con el declive.

8. Inflamación de la piel.

9. Depresión, corte o escotadura situada generalmente en el borde de un hueso u otra estructura.

10. Transformación patológica de las células de un tejido en otra clase de células que no es normal para ese tejido.

VERTICAL

1. Individuo humano del sexo masculino.

3. Grupo de tres elementos, signos, síntomas, etc., especialmente vinculados entre sí.

5. Estremecimiento general del cuerpo con erizamiento de los pelos.

6. Secreción hepática de color amarillo verdoso y de sabor amargo que facilita la emulsión de las grasas.

7. Contracción desordenada, incontrolable e ineficaz de las fibras musculares como ocurre en las cámaras del corazón.

CRUCIGRAMA 13

HORIZONTAL

2. Sitio, espacio o cavidad que contiene alguna cosa o sustancia.

7. Frágil, débil, deslizable, inestable. Que se mueve fácilmente de un punto a otro.

8. Aparato u órgano periférico que recibe el estímulo.

9. Animal que come cualquier clase de alimento o sustancia orgánica.

10. Extremo de los huesos tubulares, los que están unidos por la metáfisis a la diáfisis.

VERTICAL

1. Desviación del curso normal, natural, correcto o lícito.

3. Posición del cuerpo en la cual el dorso está hacia abajo.

4. Función del desarrollo y renovación de los tejidos por la absorción y asimilación de materiales utilizables como alimento.

5. Estudio científico de la vejez, sus cualidades y fenómenos que son propios de ella.

6. Cordón fibroso extendido desde el vértice de la vejiga urinaria hasta el ombligo.

CRUCIGRAMA 14

HORIZONTAL

5. Ciencia que trata los deberes y principios de la ética profesional.
6. Perteneciente o relacionado con la piel.
7. Movimiento de la articulación sacroilíaca, donde la base del sacro se dirige hacia delante y abajo.
9. Situación natural o provocada por el organismo que, se hace impropio para contraer una enfermedad determinada.
10. Cuerpo que no deja pasar u ofrece resistencia a los rayos X.

VERTICAL

1. Es la cavidad esplácnica comprendida entre el tórax y la pelvis.
2. Disminución de la sensibilidad o capacidad auditiva.
3. Capacidad de concebir un hijo.
4. Inclinación viciosa y dolorosa de la cabeza y el cuello, generalmente por causas musculares.
8. Obstrucción o cierre de la luz de un vaso, conducto, canal, o parte de un órgano del cuerpo.

CRUCIGRAMA 15

4. Condición de presentar lengua anormalmente grande.

5. Conjunto de estructuras que sirven de soporte y protección del diente.

8. Acumulación de líquido en el espacio extracelular o intersticial y en las cavidades del organismo.

9. Sufijo griego que indica relación con la orina, especialmente contenida en la misma.

10. Enfermedad causada por la espiroqueta Treponema pallidum, se transmite por vía sexual o vertical durante la gestación.

VERTICAL

1. Punto craneofacial, situado en el vértice del ángulo mandibular.

2. Parte de la física que se ocupa del movimiento de los organismos vivos.

3. Estructura anatómica en forma de pliegues, situada en los bordes de un orificio o a la entrada de un canal.

6. Hueso largo que forma la parte medial del esqueleto de la pierna.

7. Término para indicar que se encuentra en relación con el vientre o la superficie anterior del cuerpo.

CRUCIGRAMA 16

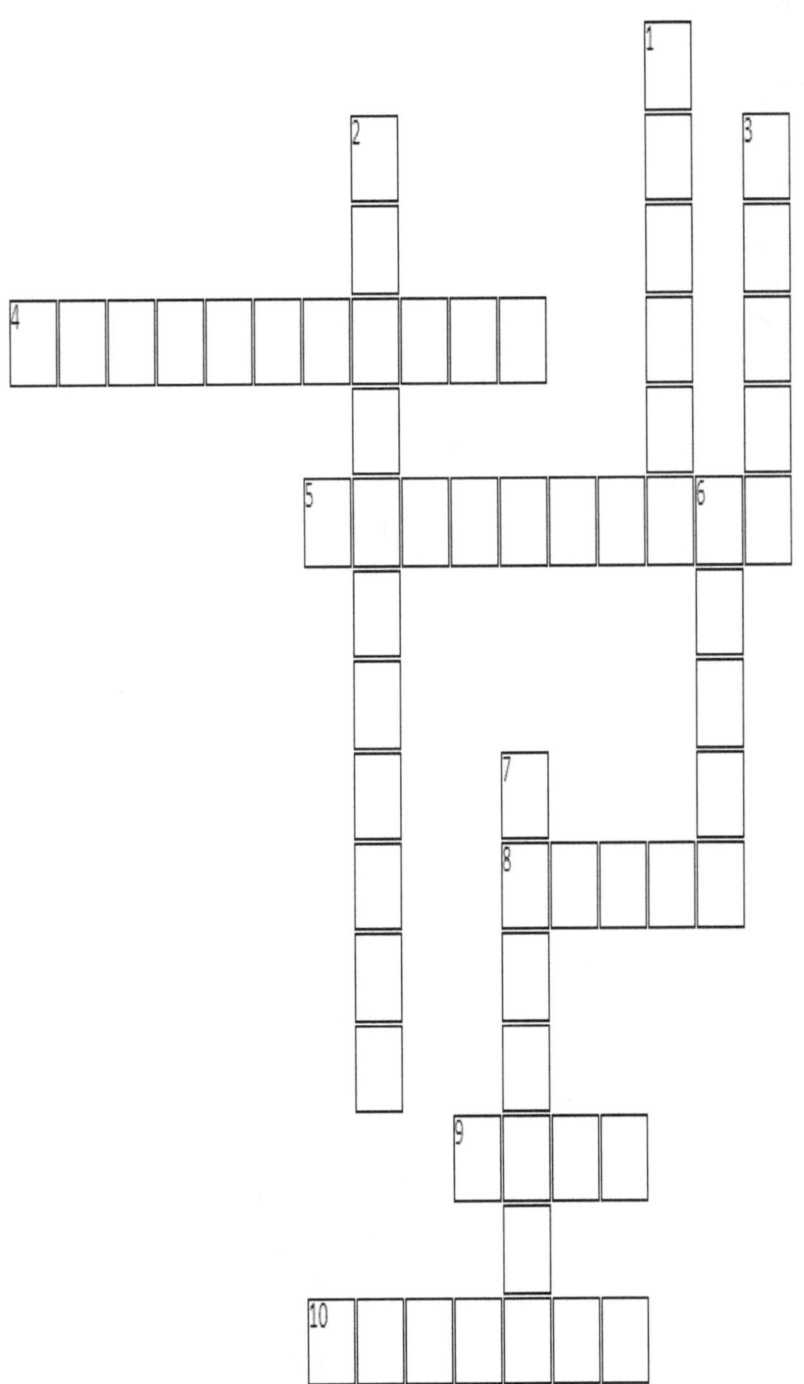

HORIZONTAL

4. Proceso en virtud del cual el hueso es invadido por sacos aéreos que se producen durante su desarrollo.

5. De poca gravedad, de curso favorable, carente de agresividad.

6. Deformidad angular de las piernas, las cuales están curvadas hacia fuera.

9. Lámina córnea, dura, convexa, situada en la cara dorsal de la falange distal de los dedos de las manos y los pies.

10. Arcos óseos extendidos desde la columna vertebral torácica al esternón.

VERTICAL

1. Émbolo insertado en un tubo que tiene una pequeña apertura en uno de sus extremos por donde se expulsa el contenido de dicho tubo.

2. Costumbre o práctica adquirida por la repetición frecuente de un mismo acto.

3. Espacio o zona del organismo, de límites naturales o arbitrarios, su nombre deriva del hueso, músculo o víscera más importante que contiene.

7. Relación de contacto entre las superficies masticatorias de los dientes.

8. Estado de gestación o preñez.

CRUCIGRAMA 17

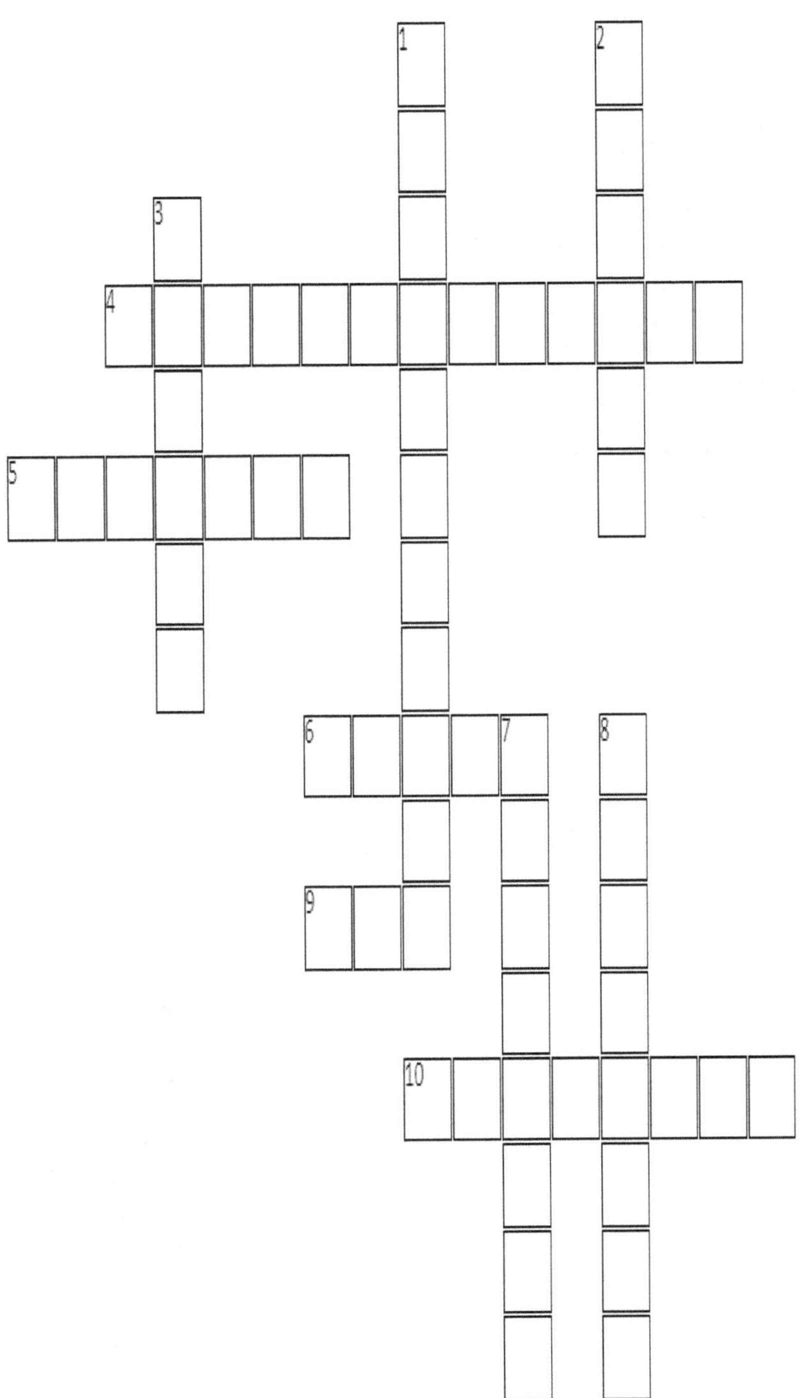

HORIZONTAL

3. Período de la vida extendido desde el nacimiento hasta el principio de la adolescencia.
6. Porción inferior del pabellón de la oreja, la cual no tiene cartílago.
8. Enfermedad provocada por el género del Herpes virus y está relacionada con una inflamación de los nervios debajo de la piel.
9. Terminación del embarazo en períodos tempranos en que el feto no es viable.
10. Función compleja de tragar, es el paso del alimento desde la boca hasta el estómago.

VERTICAL

1. Láminas de tejido conjuntivo que cubre un órgano o la cubierta de un músculo, permite su movimiento libre junto a otras estructuras y reduce la fricción.
2. Infestación humana de las partes del cuerpo con pelos por liendres o piojos.
4. Segmento óseo situado entre el tarso y las falanges.
5. Examen radiográfico de las trompas uterinas tras la introducción de un contraste radiopaco a través del cérvix.
7. Disminución de la capacidad de respuesta que se adquiere después de un contacto repetido con una sustancia.

CRUCIGRAMA 18

HORIZONTAL

4. Dilatación permanente de una vena superficial o profunda debido a la disfunción en la acción de retorno de la sangre hacia el corazón.

7. Cambio en el material hereditario (ADN) que no puede justificarse a través de la segregación o la recombinación.

8. Microorganismo que solo puede vivir y multiplicarse en ambientes sin oxígeno.

9. Difusión de líquidos a diferentes concentraciones a través de una membrana o tabique permeable que los separa y que tiende a igualarse.

10. Detalle anatómico del hueso frontal que corresponde al espacio interciliar por encima de la raíz nasal.

VERTICAL

1. Determinación de los volúmenes y frecuencia respiratoria, bajo varias condiciones.

2. Intervención quirúrgica que consiste en reconstruir la caja timpánica para la protección sonora de la ventana redonda y restaurar la transformación de la presión sonora entre el tímpano y la ventana oval.

3. Muerte de tejidos o parte de un órgano como consecuencia de la pérdida de la irrigación arterial.

5. Pérdida normal de la capacidad regenerativa, su indicador más evidente es el cese de todas las actividades cíclicas reproductivas.

6. Acumulación de líquido cefalorraquídeo en las cavidades ventriculares del cerebro.

CRUCIGRAMA 19

HORIZONTAL

4. Organismo animal o vegetal que vive sobre o dentro de otro, a expensas de éste y causando algún daño o enfermedad.

6. Porción del oído interno que comunica con el sáculo, es donde terminan los conductos semicirculares e interviene en el equilibrio corporal.

8. Tipo de leucocito menos abundante en la sangre que se tiñen fácilmente con colorantes básicos.

9. Membrana más externa de las meninges, adherida a la pared craneal.

10. Órgano del sistema respiratorio que contiene las cuerdas vocales, inferiormente se continúa con la tráquea.

VERTICAL

1. Órgano que transforma los impulsos nerviosos motores en acción.

2. Comunicación anormal entre dos cavidades o entre una víscera y la superficie del cuerpo, son producto de una lesión o cirugía.

3. Relación de contacto entre las neuronas, donde se produce la transmisión del impulso nervioso de una a otra.

5. Término aplicado a cada una de las divisiones de la placenta, son de 15 a 20.

7. Distribución de los nervios en la intimidad de los tejidos y órganos. Fibras nerviosas que de un centro nervioso se dirigen a otro.

CRUCIGRAMA 20

HORIZONTAL

2. Diente que se encuentra rotado fuera de su eje normal de implantación.
3. Parálisis total de un lado del cuerpo.
8. Unidad estructural y funcional básica del riñón.
9. Depresión lineal, fisura en la superficie de un órgano o tejido.
10. Término aplicado al cuerpo de una persona o animal muerto.

VERTICAL

1. Lesión o afectación que queda seguido de una enfermedad o trauma.
4. Músculos dispuestos circularmente, alrededor de los conductos naturales, con función de cierre y abertura.
5. Músculos que se originan por dos cabezas.
6. Estructura simple en forma de pústula o elevación parecida a un pezón sobre la piel o alguna mucosa.
7. Condición de tener una nariz estrecha y larga.

CRUCIGRAMA 21

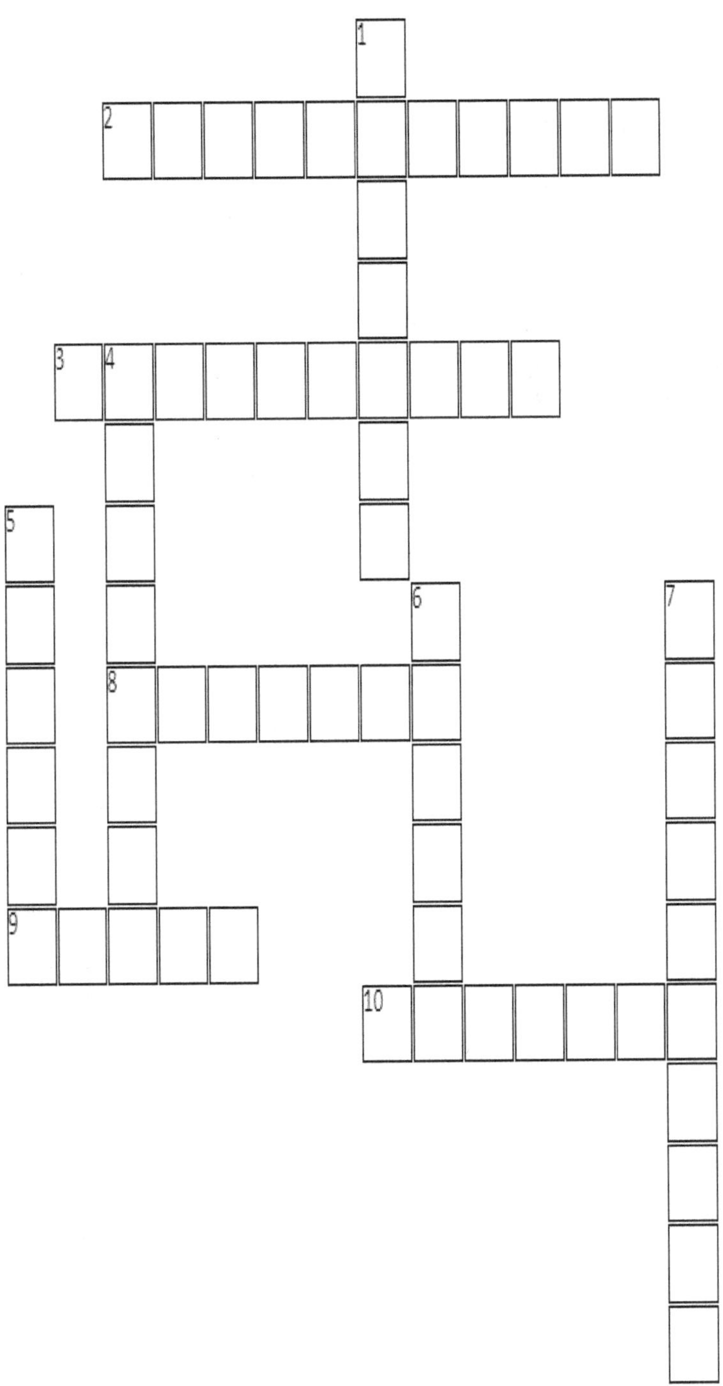

HORIZONTAL

1. Resultado de la penetración del espermatozoide en el ovocito, formando el huevo o cigoto.
4. Banda de lienzo o gasa que sirve para ligar un miembro o cubrir una herida.
7. Prefijo griego que indica rápido o acelerado.
9. Mujeres que han tenido dos o más partos.
10. Liberación del ovocito a punto de madurar del folículo ovárico hacia la trompa uterina.

VERTICAL

2. Prolongaciones de las neuronas que conducen la información en dirección al cuerpo neuronal.
3. Conducto largo y fino de las vías urinarias, extendido desde la pelvis renal hasta la vejiga.
5. Condición inflamatoria del alvéolo pulmonar o del alvéolo dental.
6. Reacción ante un estímulo.
8. Acción de un órgano o cuerpo sobre otro en el que se conserva la huella del primero.

CRUCIGRAMA 22

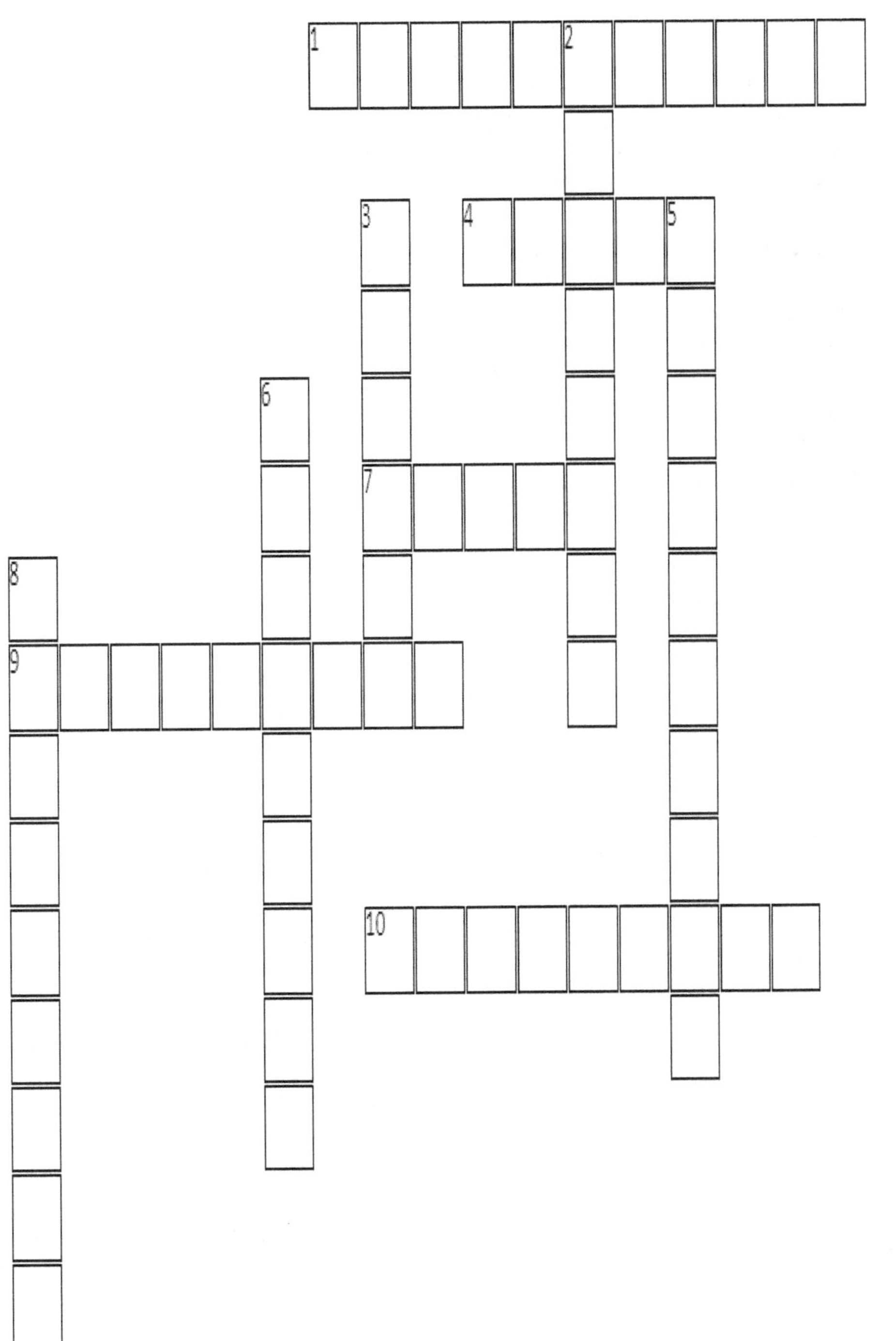

HORIZONTAL

1. De color rojizo o sanguíneo, de origen morboso, localizado en la piel y en las membranas mucosas.

7. Acceso violento y repentino de una enfermedad. Grado de mayor exaltación de una enfermedad donde alcanza su punto más agudo o crítico.

8. Límite inferior en el que un estímulo es capaz de producir una impresión o sensación.

9. Disminución de la capacidad de visión durante el día o cuando hay luz muy intensa.

10. Alteración máxima de la disfonía, es la pérdida total de la voz.

VERTICAL

2. Proceso de formación de la sangre en una masa semisólida o coágulo.

3. Porción inicial del intestino delgado, comprendida entre el final del estómago y el yeyuno.

4. Trastorno del sueño donde las personas desarrollan actividades motoras automáticas, mientras permanecen inconscientes.

5. Pérdida breve del conocimiento secundaria a una disminución brusca de la presión arterial como consecuencia de alteraciones vasomotoras.

6. Glucoproteína de la saliva, líquido sinovial y todas las secreciones mucosas, es el principal constituyente del moco.

CRUCIGRAMA 23

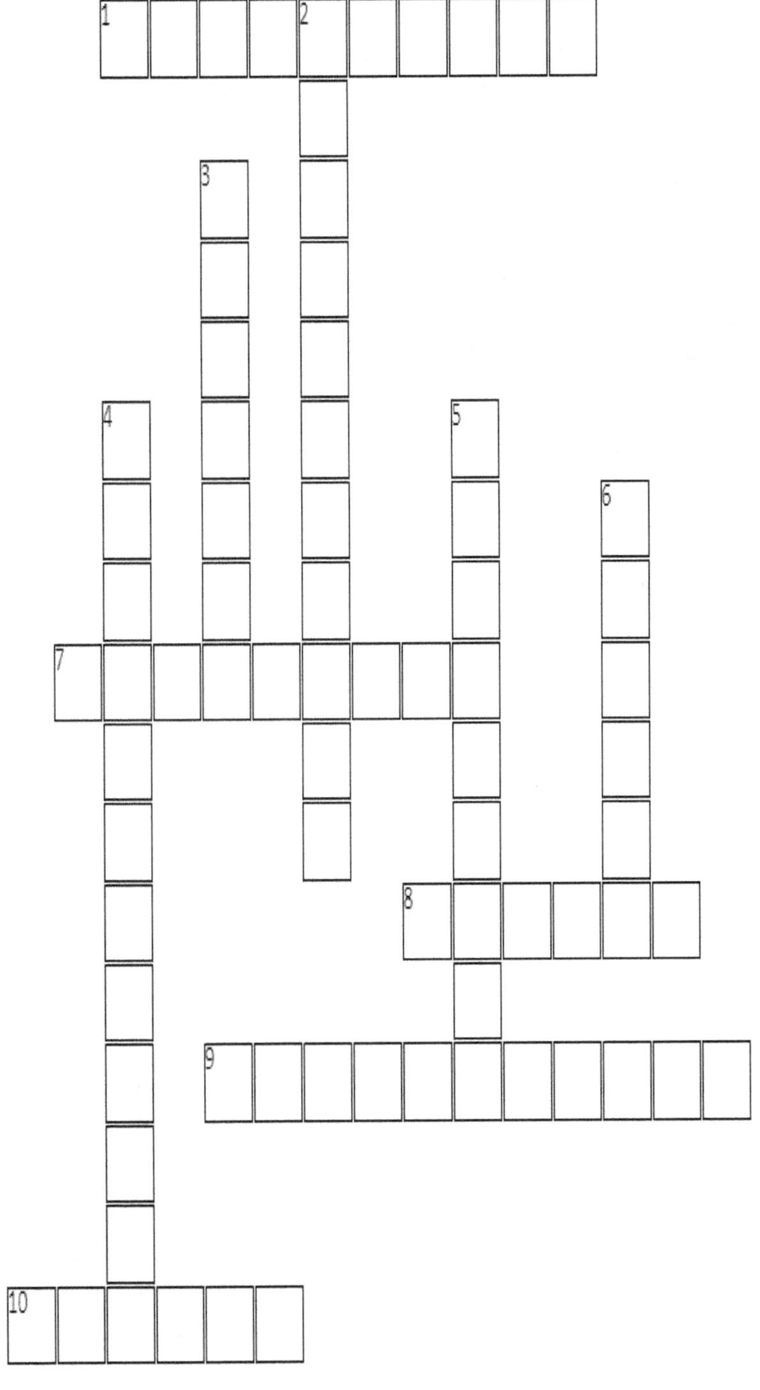

HORIZONTAL

3. Término aplicado a las articulaciones donde una de las caras articulares de un hueso con forma de un cilindro, encaja en otro cilindro óseo hueco.

5. Término aplicado en los huesos para las estrucutras que tienen forma de una punta fina.

6. Instrumento quirúrgico, habitualmente metálico que se emplea para mantener separados o elevados los tejidos y facilitar el trabajo al cirujano.

7. Enfermedad hormonal causada por la secreción excesiva de la hormona del crecimiento en la niñez.

10. Penetración de un líquido entre las moléculas de un cuerpo sólido.

VERTICAL

1. Parte de la Biología que tiene por objeto el estudio del origen, formación y desarrollo evolutivo general de las especies.

2. Atracción o repulsión celular influenciada por agentes químicos.

4. Hábito inconsciente de apretar o rechinar los dientes.

8. Masa anormal de tejido que aparece cuando las células se multiplican más de lo debido o no se mueren cuando deberían. Formación de nuevos tejidos.

9. Exceso de peso corporal por acumulación de grasa.

CRUCIGRAMA 24

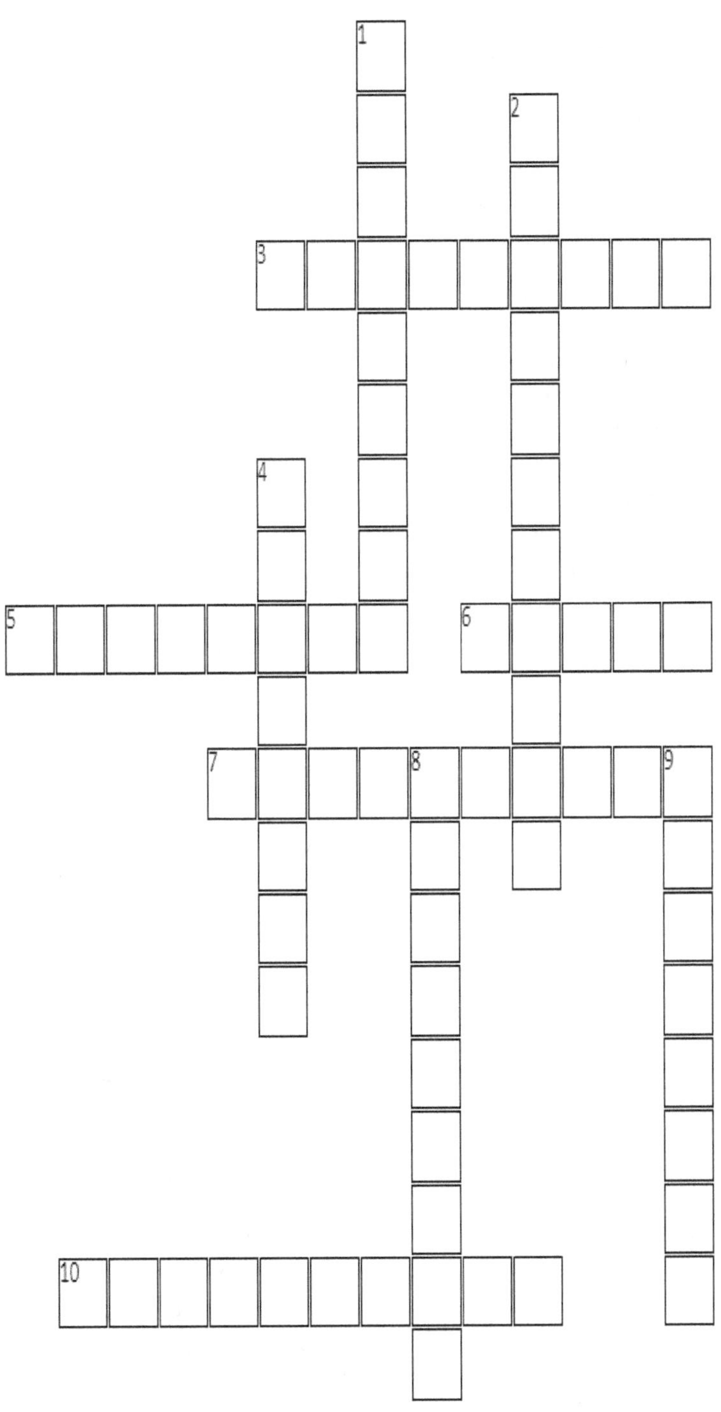

HORIZONTAL

2. Lo que se encuentra constituido o solo tiene una cabeza.

6. Hormona del cuerpo lúteo que prepara al útero para recibir al óvulo fecundado.

8. Fase primitiva del embrión con forma de esfera hueca, de paredes celulares y que le sucede a la mórula.

9. De entendimiento o razonamiento claro.

10. Enfermedad pulmonar obstructiva crónica con distensión de los espacios aéreos distales a los bronquiolos terminales y destrucción de los tabiques alveolares, implica la pérdida de la elasticidad pulmonar, por lo que el aire queda atrapado al final de la espiración.

VERTICAL

1. Estrechez congénita o adquirida a la abertura del prepucio que impide descubrir el glande.

3. Inflamación de una o varias glándulas salivales, generalmente debida a una infección bacteriana en los conductos excretores o por la obstrucción de un cálculo en el mismo.

4. Persona que ejerce la Odontología.

5. Secreción espontánea de leche por el pezón, que no está relacionado con la lactancia y puede ser provocada por altos niveles de prolactina o por determinados medicamentos.

7. Pared delgada que sirve para separar o dividir dos cavidades, también se le conoce como septo.

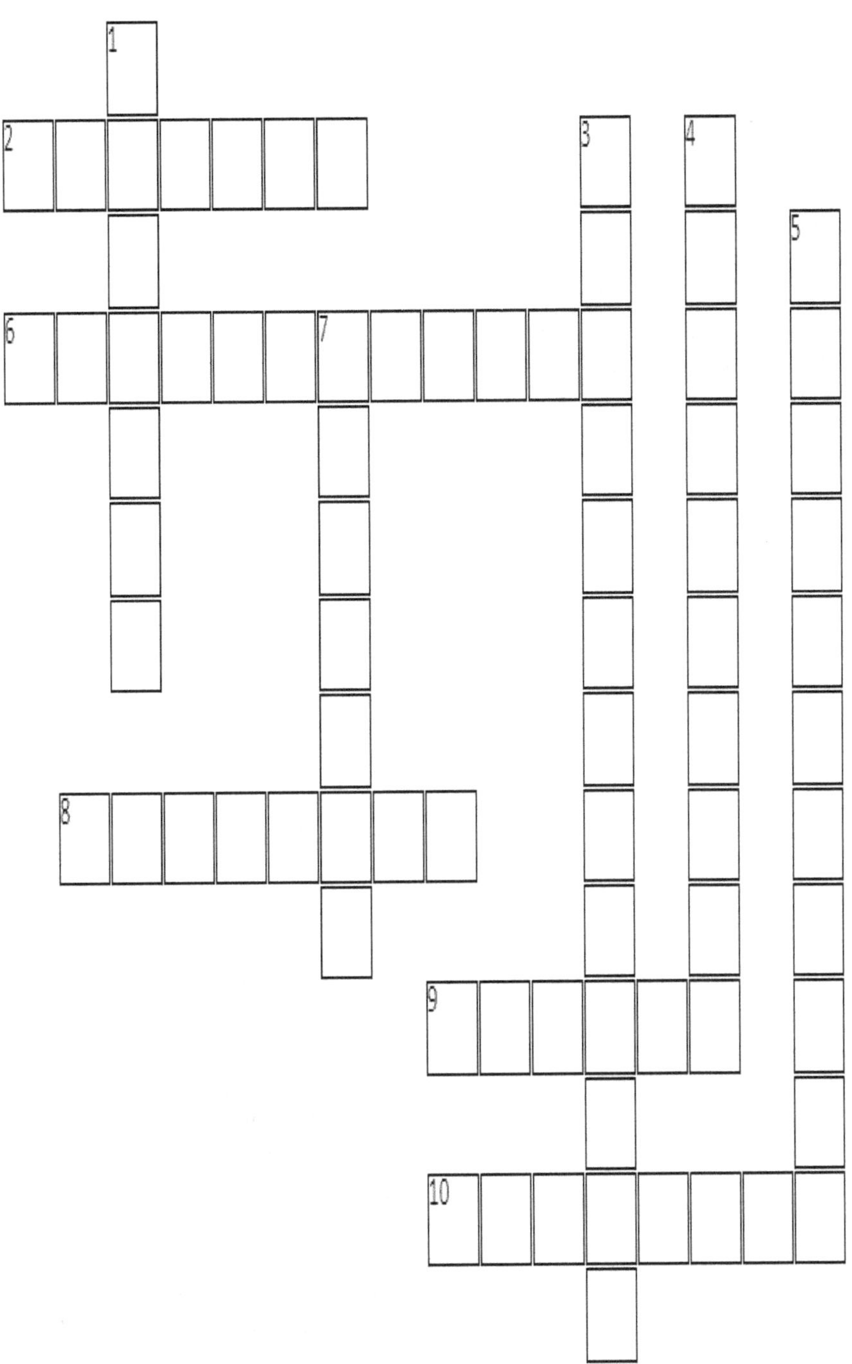

HORIZONTAL

2. Parte del intestino delgado comprendida entre el duodeno y el íleon.

4. Término general para las afecciones de la retina de naturaleza degenerativa.

7. Período de segmentación del óvulo fecundado, con 12 a 32 blastómeras.

8. Disminución o anulación casi total de la capacidad de visión durante la noche o cuando hay poca luz. Ceguera nocturna.

9. Que no hace daño, inofensivo, libre de peligro.

VERTICAL

1. Constituye el proceso fisiológico de la muerte celular programada.

3. Receptáculo musculomembranoso que almacena la orina hasta su expulsión mediante la uretra.

5. Porción de líquido que se toma en la boca o se deglute de una vez.

6. Tejido calcificado más abundante del diente, rodea a la pulpa, está cubierta por el esmalte en la corona y el cemento en la raíz.

10. Unidad elemental de los tejidos orgánicos o el elemento más simple dotado de vida propia.

CRUCIGRAMA 26

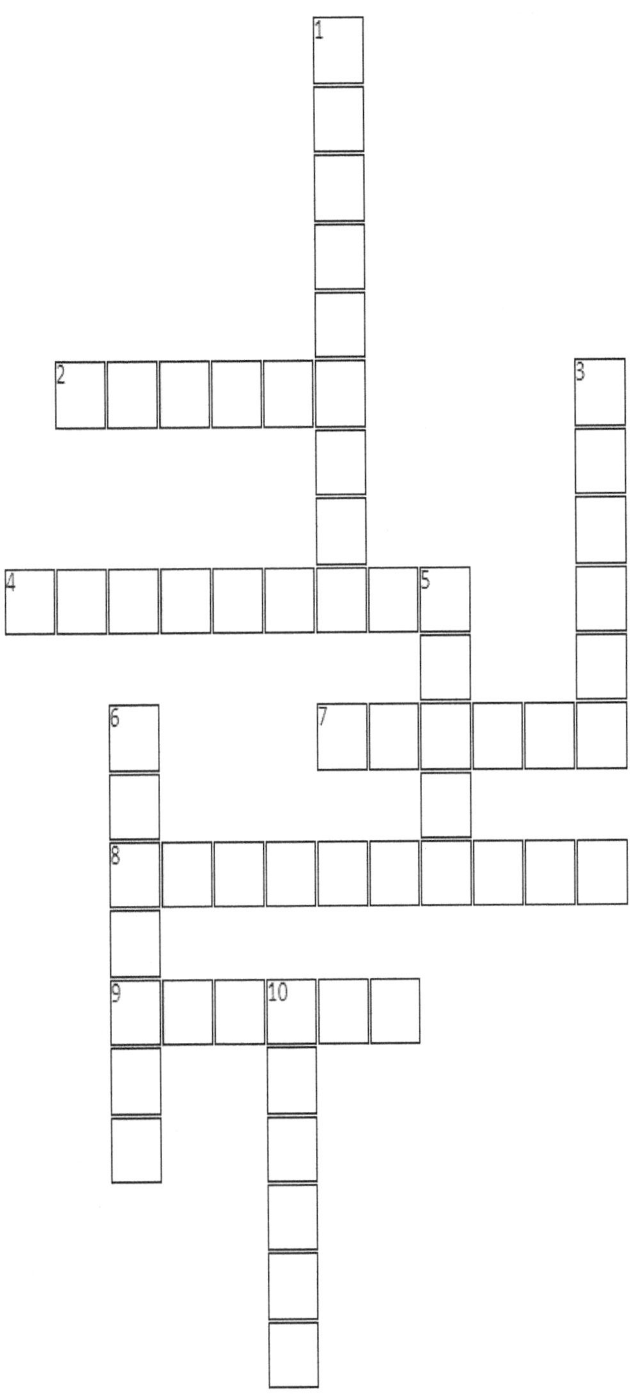

HORIZONTAL

1. Tipo de articulación inmóvil donde el medio de unión es mediante cartílago hialino.
4. Estado del individuo donde coexisten tejidos gonadales masculino y femenino, con ambigüedad de los genitales externos.
5. Estudio imagenológico de los pulmones, después de inyectar algún medio de contraste.
7. Percibido por el sentido del tacto o perteneciente al tacto.
10. Inflamación de las meninges, especialmente de la aracnoides y la piamadre.

VERTICAL

2. Agujero en la superficie de los huesos que da paso a los vasos sanguíneos y nervios relacionados con su nutrición.
3. Tejido característico o fundamental de un órgano que caracteriza su función.
6. Inflamación de los vasos sanguíneos.
8. Estructura que se asemeja a un embudo o cono.
9. Enfermedad que consiste en la destrucción del tejido dental.

CRUCIGRAMA 27

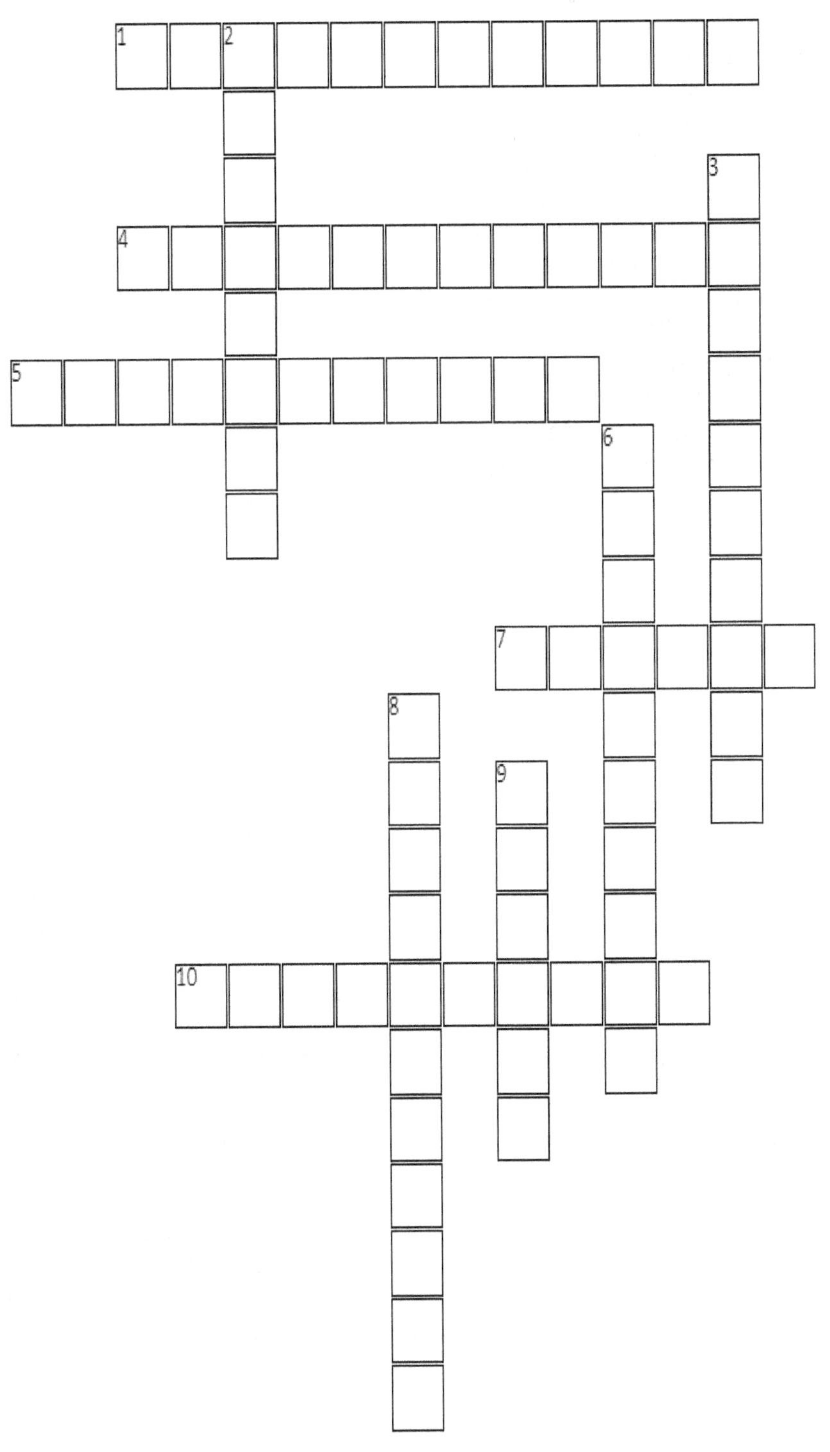

HORIZONTAL

3. Término aplicado a la expansión incompleta de los pulmones.

4. Orificio de terminación caudal del recto por el que se expulsan al exterior los excrementos.

6. Intoxicación aguda o crónica por el abuso del uso del tabaco.

9. Tejido conectivo adherente que se encuentra debajo de la uña y conecta con el dedo. Relativo o perteneciente a las uñas.

10. Reaparición de una enfermedad, en un tiempo más o menos largo, después de que el tratamiento cesara los síntomas propios de la lesión.

VERTICAL

1. Prefijo griego que indica largo.

2. Anomalía de posición de un órgano, generalmente congénita.

5. Microorganismo normalmente no patógeno que produce enfermedad cuando las defensas del huésped están disminuidas.

7. Las manifestaciones de un órgano o tejido del organismo durante un período, se utiliza como etapa o estadío.

8. Estado de color amoratado, entre azul y negro. Mancha que aparece en zonas de declive o no sometidas a la presión en el cadáver de color violáceo.

CRUCIGRAMA 28

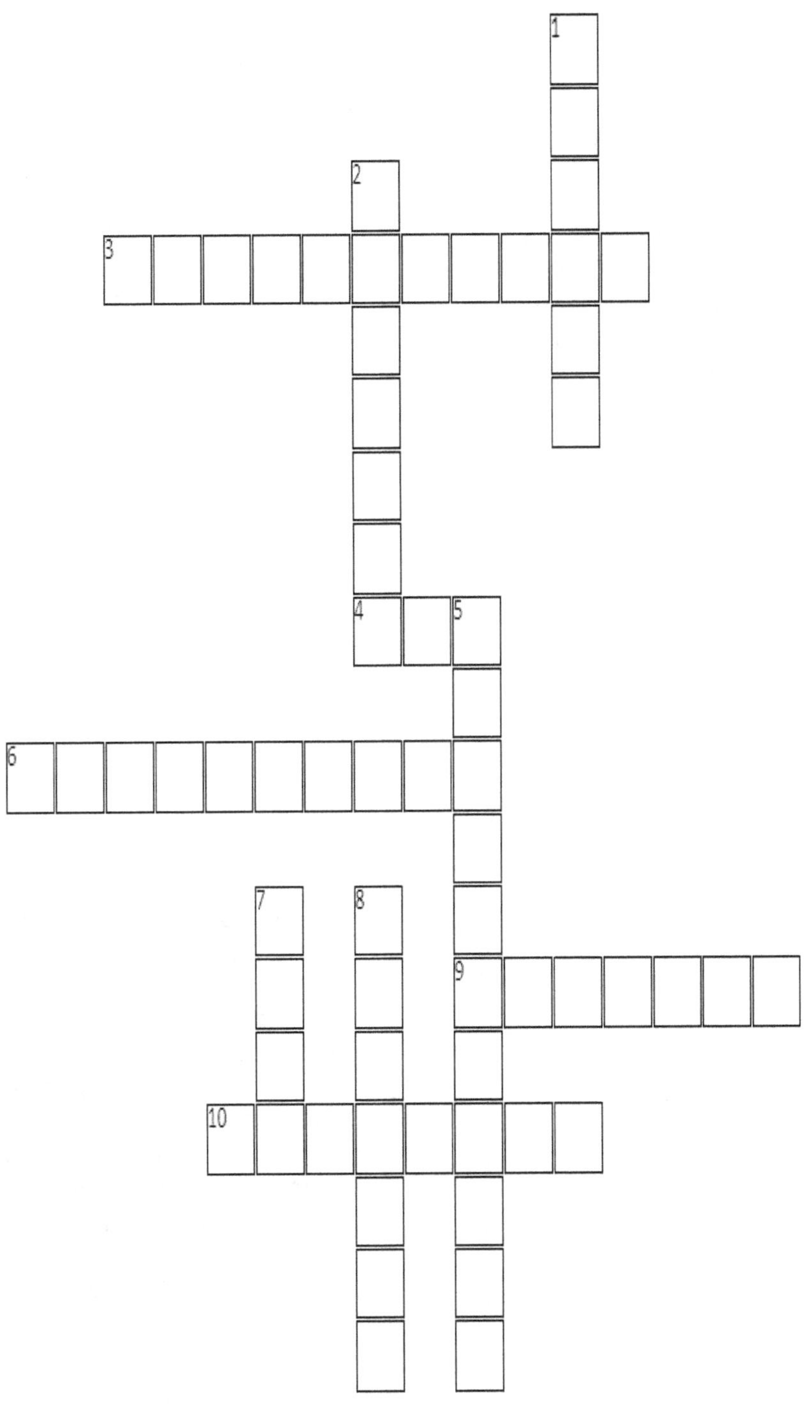

HORIZONTAL

2. Molécula compleja formada por la unión de los aminoácidos.
3. Rama de la Medicina que tiene por objeto el estudio, diagnóstico y tratamiento de las patologías del sistema urinario.
6. Tipo de articulación cartilaginosa donde el medio de unión es mediante un fibrocartílago.
9. Célula colectora de desechos del cuerpo, se ocupa de ingerir y digerir células muertas, cuerpos extraños y otros.
10. Conjunto de fibras nerviosas que tienen similar origen, trayecto y terminación.

VERTICAL

1. Líquido que llena los espacios del laberinto membranoso del oído interno.
4. Dientes del sector anterior del arco dentario con función de cortar los alimentos.
5. Coloración azul o lívida de la piel o mucosa debido a la falta de oxigenación de la sangre arterial.
7. Cartílago par de la laringe, situado encima de la placa cricoidea, de forma piramidal.
8. Que se desmenuza con facilidad, pulverizable.

CRUCIGRAMA 29

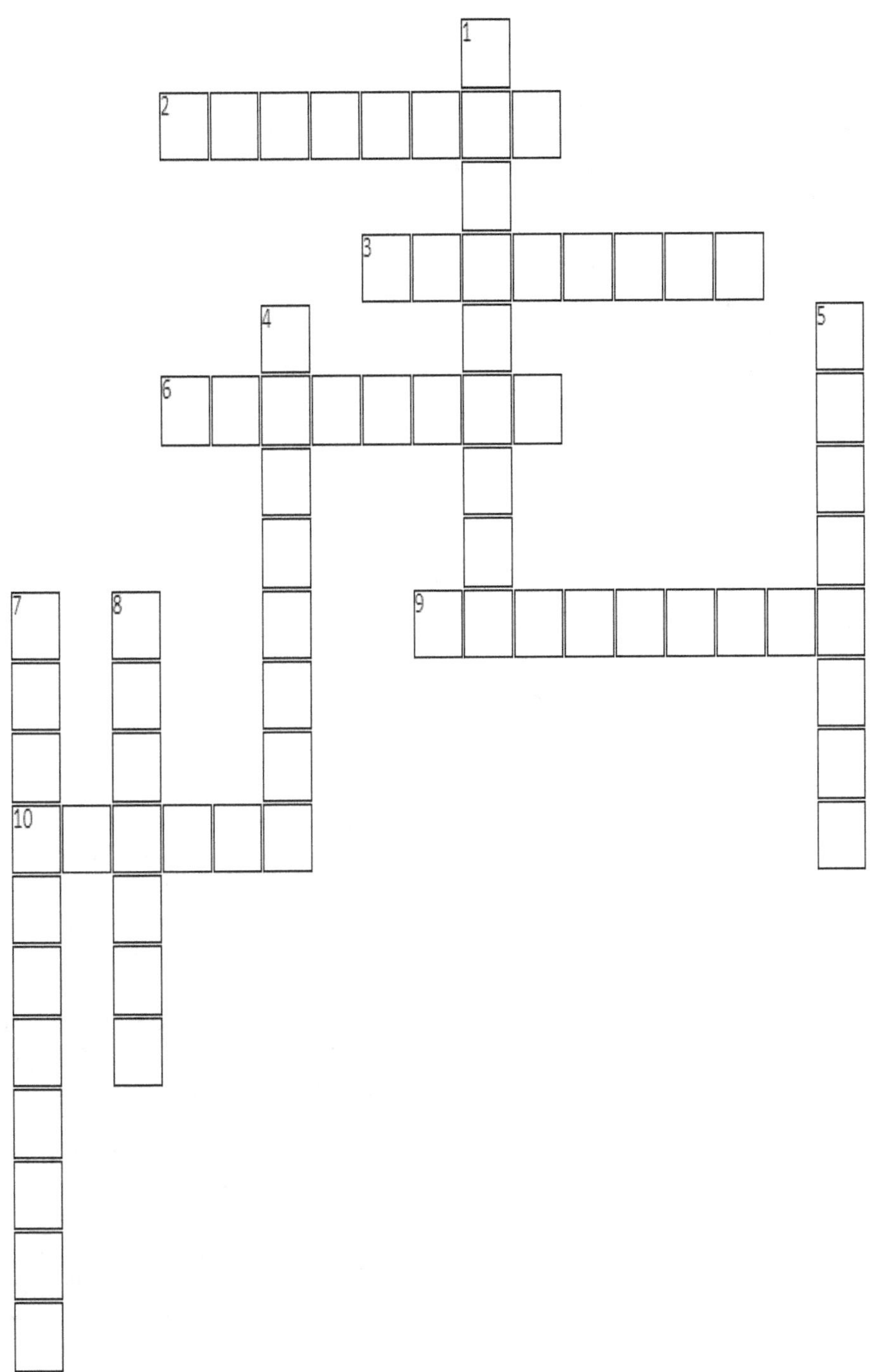

HORIZONTAL

1. Cuerpo esférico, situado en el núcleo celular, compuesto de proteínas y ARN y que interviene en la formación de ribosomas.

6. Segmento de la extremidad superior, situada entre el hombro y el codo, su esqueleto está formado por el húmero.

7. Inflamación de los labios.

9. Rama de la Medicina que trata de la gestación, parto y puerperio.

10. Descarga intensa de secreción mucosa, serosa o purulenta por las narinas o por las coanas.

VERTICAL

2. Borde de una cosa. Zona de transición entre la córnea y la conjuntiva bulbar.

3. Término aplicado a las glándulas sexuales femenina y masculina.

4.Órgano de la copulación femenina, extendido desde el cuello del útero al vestíbulo de la vulva.

5. Falta de algún diente que no ha brotado y que no tiene el germen que lo genera.

8. Desintegración de los hematíes caducos en el bazo, con liberación de hemoglobina.

CRUCIGRAMA 30

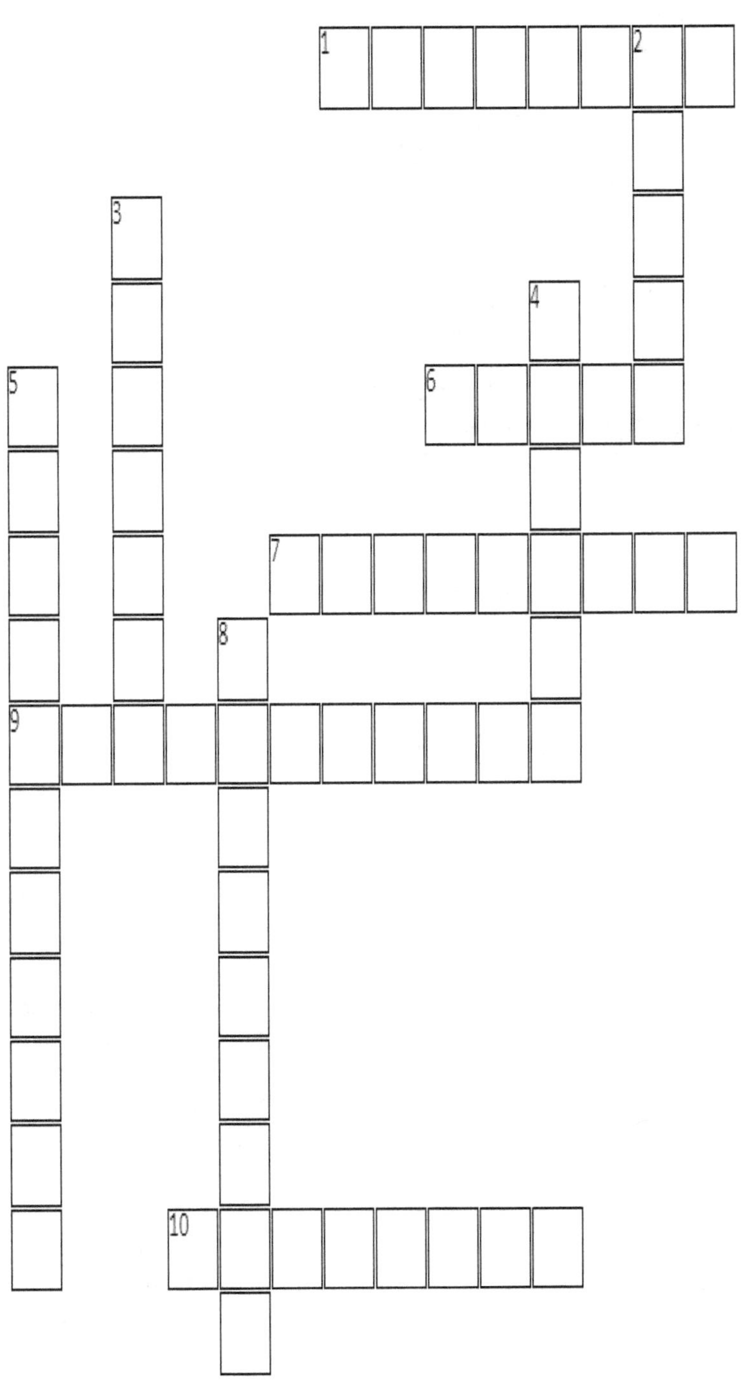

HORIZONTAL

5. Prefijo griego utilizado con la significación de recto, correcto, derecho o normal.

7. Reblandecimiento anormal de una estructura. Deseo de comer cosas extrañas e impropias para la nutrición, como arena, carbón, yeso, etc.

8. Órgano o parte en forma de pedúnculo o frenillo. Se aplica a los pedúnculos de la glándula epífisis.

9. Hueso par, plano, de la bóveda craneana, de origen membranoso, situado en la parte media y lateral de la cabeza.

10. Cantidad determinada de un medicamento que puede administrarse a un paciente de una sola vez.

VERTICAL

1. Perteneciente al cuello o parte constreñida de un órgano.

2. Pérdida del sentido del olfato.

3. Sustancia que destruye los hongos.

4. Cordón fibroso de color blanco brillante por medio del cual los músculos se insertan en los huesos o con otra estructura.

6. Conjunto de procesos metabólicos de síntesis de moléculas complejas a partir de otras más sencillas.

CRUCIGRAMA 31

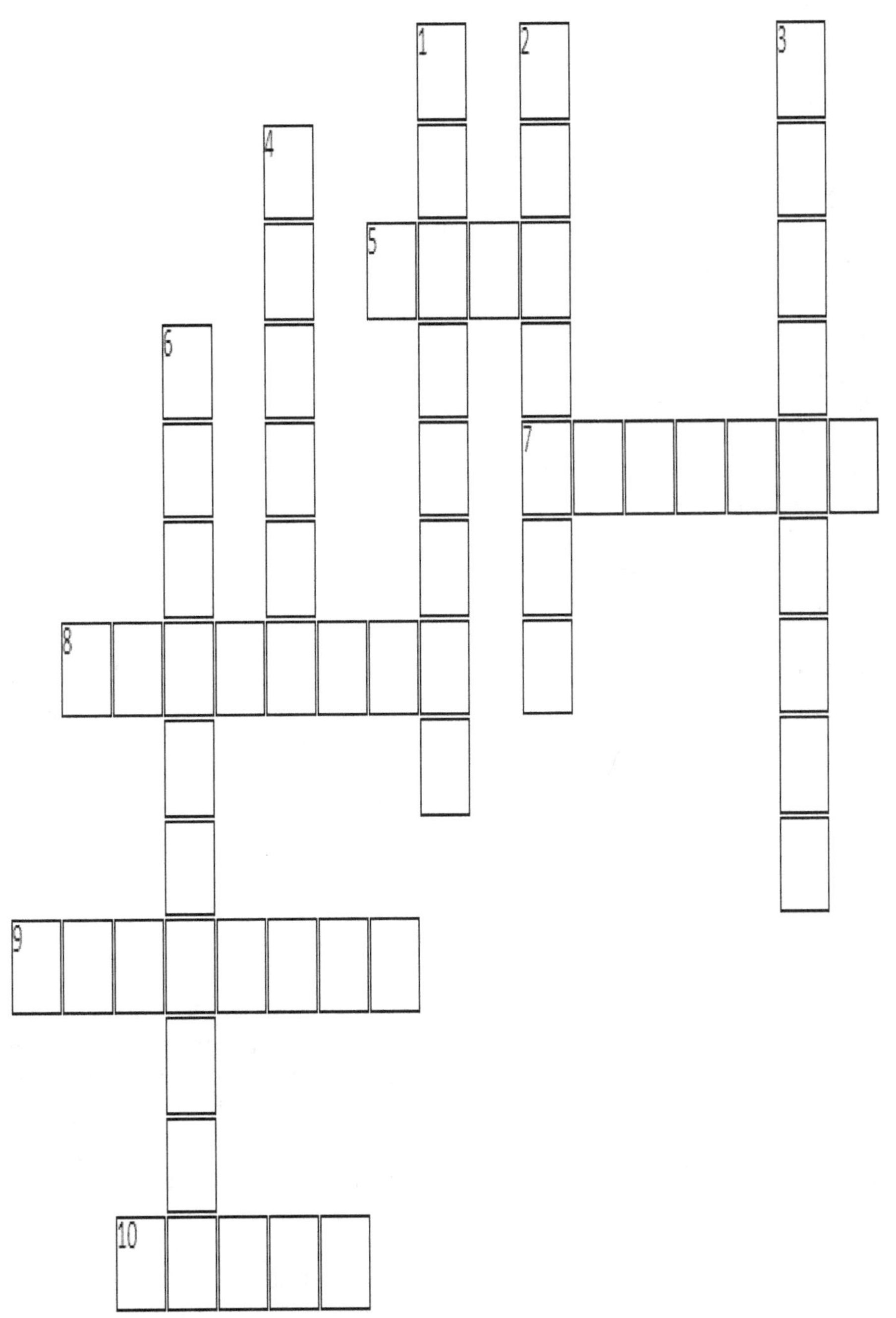

HORIZONTAL

2. Unidad principal de transmisión de los caracteres hereditarios, constituye una partícula microscópica que ocupa un lugar definido en un cromosoma.

6. Examen de la vagina, cuello uterino y vulva mediante un aparato óptico que amplifica la imagen.

8. Cordón blanquecino formado por las prolongaciones de las neuronas, envuelto en una vaina de tejido conjuntivo que conecta cerebro y médula espinal con el resto del cuerpo.

9. Capa endotelial de revestimiento interno de los vasos sanguíneos.

10. Líquido incoloro que circula por los vasos linfáticos, con las características del plasma sanguíneo, con células que ayudan a combatir enfermedades e infecciones.

VERTICAL

1. Secreción de las glándulas mamarias en los últimos días del embarazo y aún dos o tres días después del parto.

3. Bolsa de piel rugosa y delgada, prolongación de la pared ventral que cubre los testículos, el epidídimo y la parte inferior del condón espermático.

4. Provisto de dos ejes o relacionado con dos ejes.

5. Enzima liberada por las células yuxtaglomerulares que son sensible a la presión sanguínea de la arteriola aferente del glomérulo renal.

7. Músculo de la región anterior del muslo, alargado, estrecho y acintado, participa en la flexión de la cadera y la rodilla.

CRUCIGRAMA 32

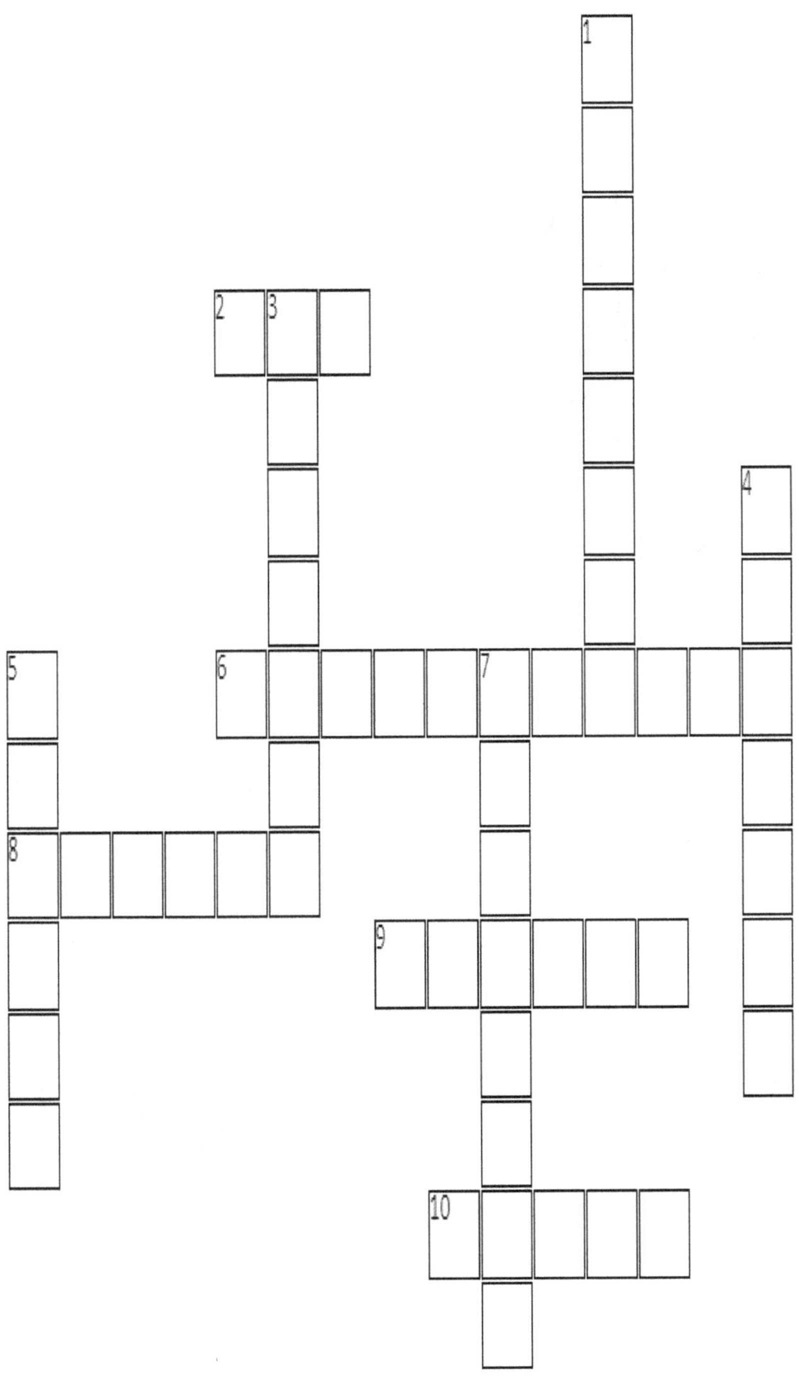

HORIZONTAL

2. Órgano muscular muy móvil, situado en el suelo de la boca, interviene en el gusto, la masticación, la deglución de los alimentos y la articulación de los sonidos.

3. Condición de poseer una nariz corta y aplastada. Tiene el nostril en forma de V y se abre hacia abajo más que lateralmente.

6. Repliegue fibrocartilaginoso cubierto por la piel, situada en la parte lateral de la cabeza.

9. Cualquier hinchazón o tumefacción morbosa que crece independientemente de los tejidos próximos.

10. Resultado de una causa.

VERTICAL

1. Extremadamente peligroso para la salud, generalmente se nombran así a los tumores con tendencia a la metástasis.

4. Indica el trastorno, defecto o pérdida de la facultad de la expresión de hablar, escrita o mímica.

5. Niño recién nacido o que tiene menos de 28 días de nacido, bien sea por parto o cesárea.

7. Célula germinal o sexual haploide femenina o masculina.

8. Literalmente falta de sangre; clínicamente disminución de algunos componentes de la sangre especialmente hemoglobina.

CRUCIGRAMA 33

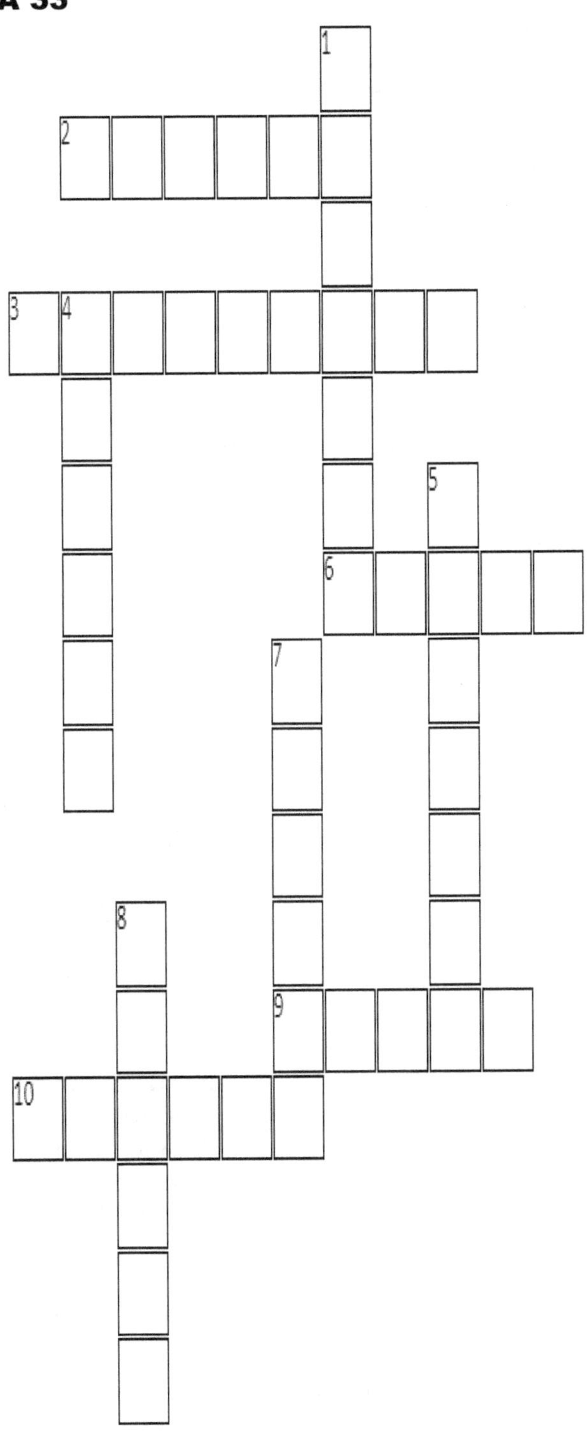

HORIZONTAL

2. Tratamiento que se realiza inmediatamente a causa de un estado morboso en un paciente.

4. Receptor visceral del arco aórtico y seno carotídeo, reacciona con rapidez extrema a los cambios de presión arterial.

6. Capa de la piel que se encuentra cubierta por la epidermis; se considera la piel verdadera.

9. Porción blanda o esponjosa de un órgano o parte de este.

10. Secreción oleosa de las glándulas sebáceas que es expulsada por los folículos pilosos.

VERTICAL

1. Elevación de la temperatura corporal mayor de 37.5 ^{0}C en respuesta a alguna enfermedad o padecimiento.

3. Olor fétido, muy desagradable y penetrante que proviene de la descomposición de sustancias orgánicas.

5. Comprende la articulación entre el fémur y la tibia, así como de las partes blandas que la rodean.

7. Injerto de un tejido u órgano en otro. Dispositivo médico creado para reemplazar, ayudar o mejorar alguna estructura biológica faltante.

8. Grito, llanto o gemido del recién nacido

CRUCIGRAMA 34

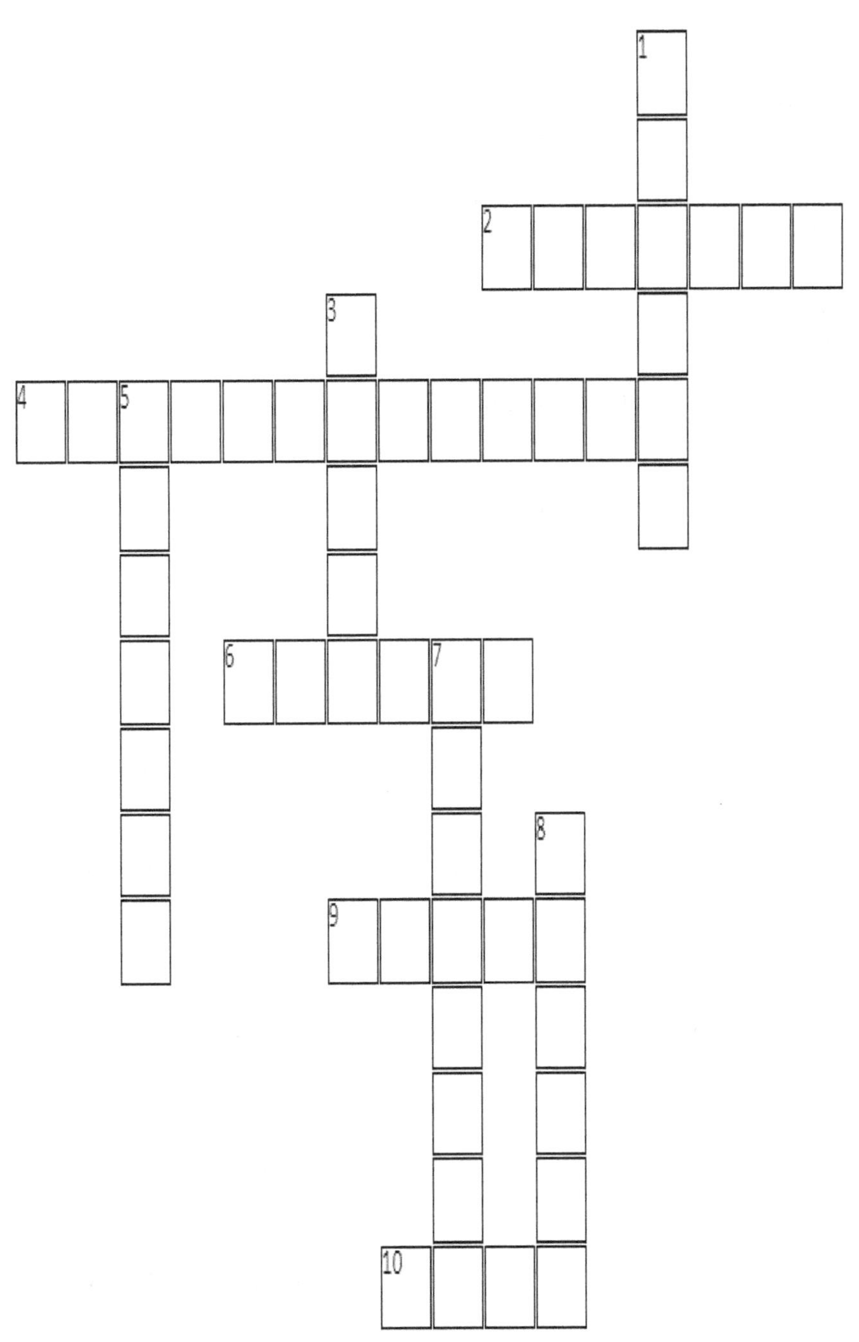

HORIZONTAL

2. Núcleo de sustancia gris del cerebro, llamado órgano de relevo cortical, situado a los lados del III ventrículo.

3. Método que consiste en dar golpecitos suaves en partes del cuerpo con los dedos, las manos o con pequeños instrumentos como parte de una exploración física.

6. Abertura natural o espontánea de un órgano o de una de sus partes que ha sido suturada durante una cirugía.

8. Etapa del desarrollo prenatal, extendida desde el tercer mes de embarazo hasta el parto.

10. Término utilizado para indicar lo que se encuentra situado más cerca del plano medio. Opuesto de lateral.

VERTICAL

1. Célula formadora, a partir de la división del ovocito fecundado, en cada división aumenta el número de células y disminuyen de tamaño.

4. Glándula sexual femenina en la que se producen los óvulos y las hormonas sexuales.

5. Pelos que cubren el reborde superior de la cavidad orbitaria, con forma de coma y que protege al ojo del sudor y el polvo.

7. Término general para las alteraciones funcionales del sistema nervios de menor gravedad que la psicosis.

9. También llamado cuerpo amarillo, es una estructura formada a partir del folículo de Graaf y se considera la fase final del proceso de foliculogénesis.

CRUCIGRAMA 35

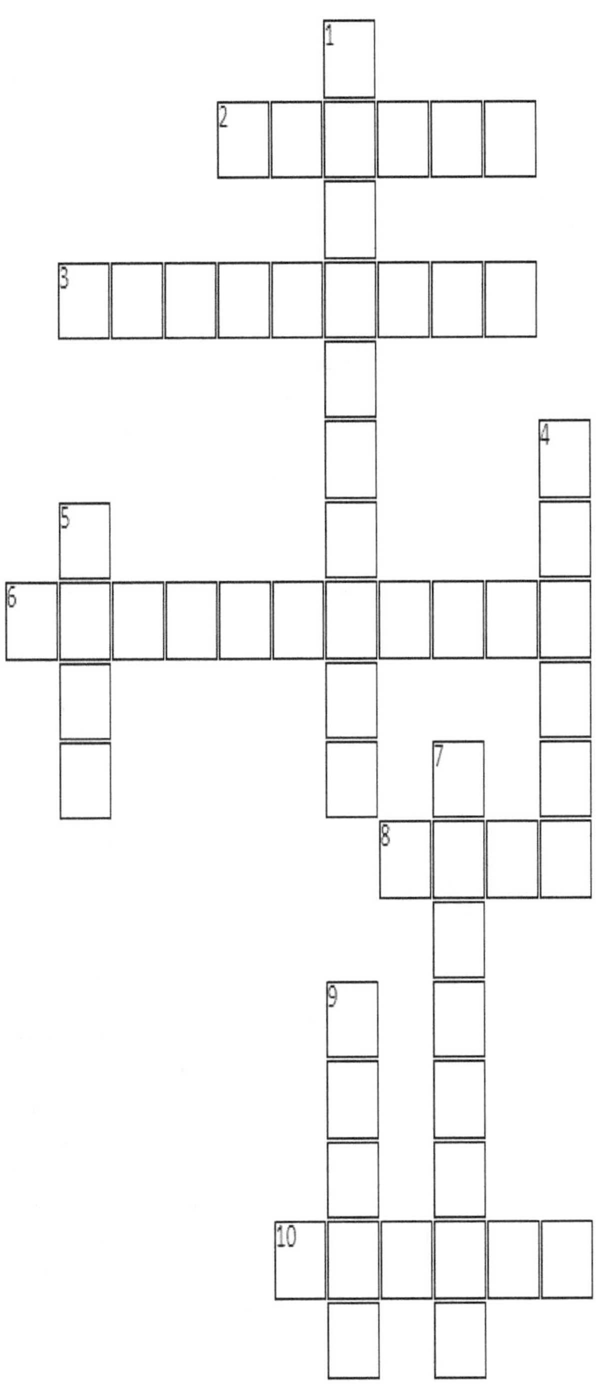

HORIZONTAL

4. Enfermedad infectocontagiosa de las vías respiratorias superiores causada por el virus de la influenza.

5. Órgano par, retroperitoneal, con función de producir orina y mantener el equilibrio del medio interno del cuerpo.

8. Oclusión congénita y anormal de un orificio o conducto, se puede observar en el ano o el himen.

9. Capacidad mental de conservar y reproducir las ideas y conocimientos.

10. Afección médica grave causada por una respuesta inmunitaria fulminante a una infección.

VERTICAL

1. Término que se aplica a superficies o estructuras irregulares como surcos y depresiones profundas. Que tiene sinuosidades, tortuoso, desigual.

2. Parte anterior, convexa por delante, transparente, avascular de la cubierta fibrosa del globo ocular que se continúa posteriormente con la esclerótica.

3. Término que se aplica al feto que ha alcanzado un grado de desarrollo tal que le permite sobrevivir fuera del útero.

6. Hueso impar, mediano, situado anterior y superior en el cuello, a nivel de la tercera o cuarta vértebra cervical y no se articula directamente con algún otro hueso.

7. Sufijo griego que significa acción de vomitar.

CRUCIGRAMA 36

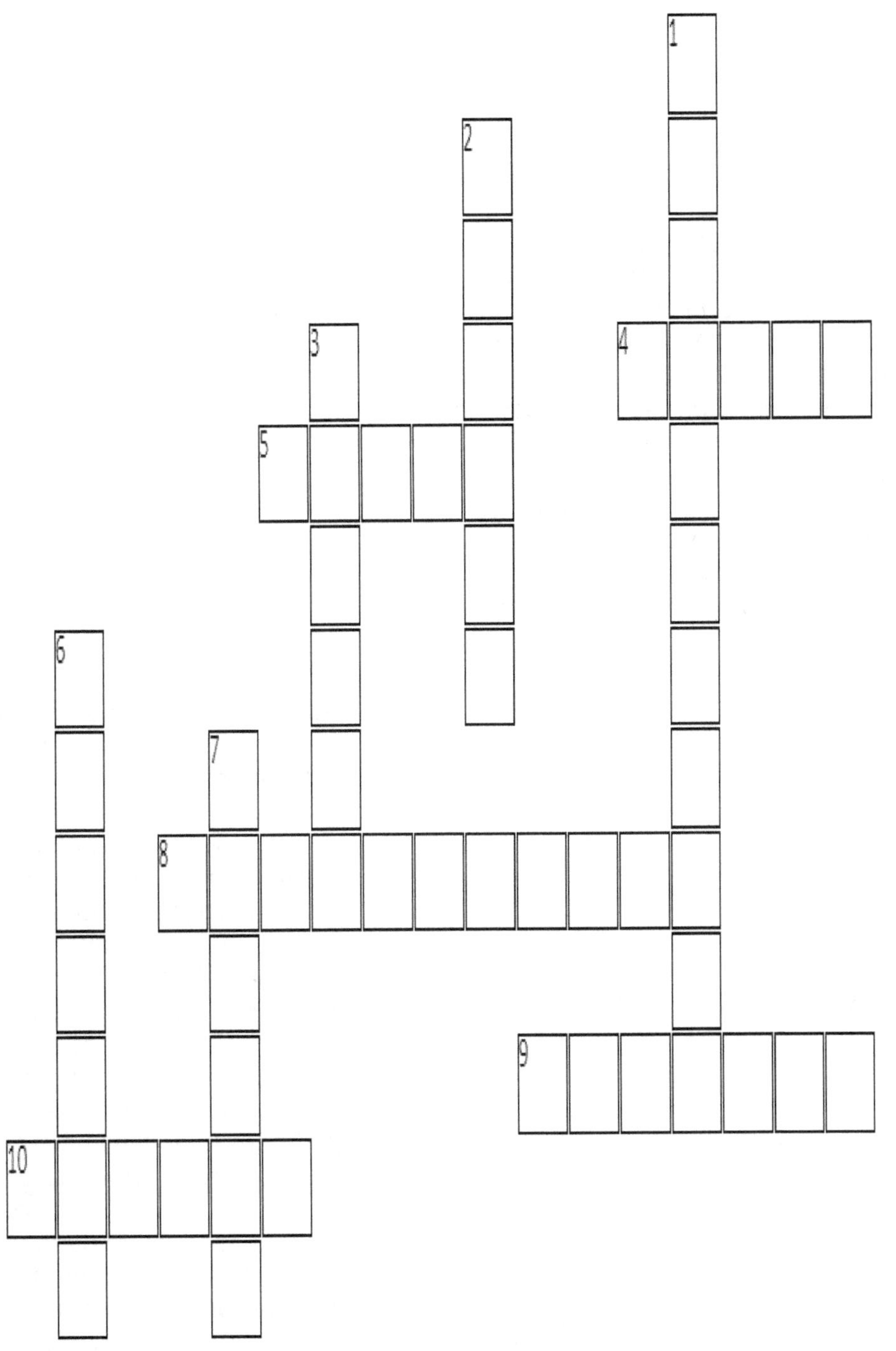

HORIZONTAL

4. Término para expresar la concentración de glucosa en sangre.

7. Aire que sale de los pulmones durante el movimiento de espiración.

8. Líquido de consistencia variable, de coloración de amarillento a verdoso, producido de una necrosis por licuefacción, como resultado de una lucha entre los microorganismos infectantes y los leucocitos.

9. Célula que tiene la propiedad de encerrar y digerir microbios, restos celulares y cuerpos extraños.

10. Rodete anular o fibrocartílago situado en algunas cavidades articulares para aumentar la superficie y profundidad de esta.

VERTICAL

1. Hoja externa del embrión de la cual se derivan la epidermis, el sistema nervioso, entre otros.

2. Líquido transparente, acuoso, producido por las glándulas salivales, facilita la digestión y ayuda a proteger la boca contra infecciones.

3. Error de refracción que impide que los rayos luminosos lleguen a un foco único sobre la retina debido a una curvatura irregular de la córnea, provocando que se vean algo deformadas las imágenes y poco claro el contorno de las cosas.

5. Falta del sentido de la vista.

6. Constituyen las tres membranas que cubren las estructuras del sistema nervioso central.

CRUCIGRAMA 37

HORIZONTAL

5. Sistema glandular formado por glándulas que carecen de conductos y que vierten sus secreciones en el sistema circulatorio.

6. Situado o que ocurre debajo de la lengua. Nervio motor correspondiente al XII par craneal que se encarga de la musculatura de la lengua.

7. Privación de la sensibilidad, general o local, con pérdida o no de la conciencia.

9. Cavidad en forma de pirámide cuadrangular, situada a ambos lados de la cavidad nasal, y contiene a los ojos y sus anexos.

10. Forma especializada del tejido conjuntivo, con una sustancia intercelular líquida llamada plasma y con elementos figurados suspendidos en ella.

VERTICAL

1. Procedimiento terapéutico basado en el empleo de bajas temperaturas.

2. Vaina fascial que rodea al músculo y envía prolongaciones hacia el interior que aíslan los diferentes fascículos musculares.

3. En morfología se aplica a los órganos que unas veces están presentes y otras no.

4. Segmento del cuerpo que no incluye la cabeza y las extremidades, también llamado tronco.

8. Pliegue de la piel o la mucosa que puede ser normal como en la vagina, bóveda palatina o en la cara al envejecer.

CRUCIGRAMA 38

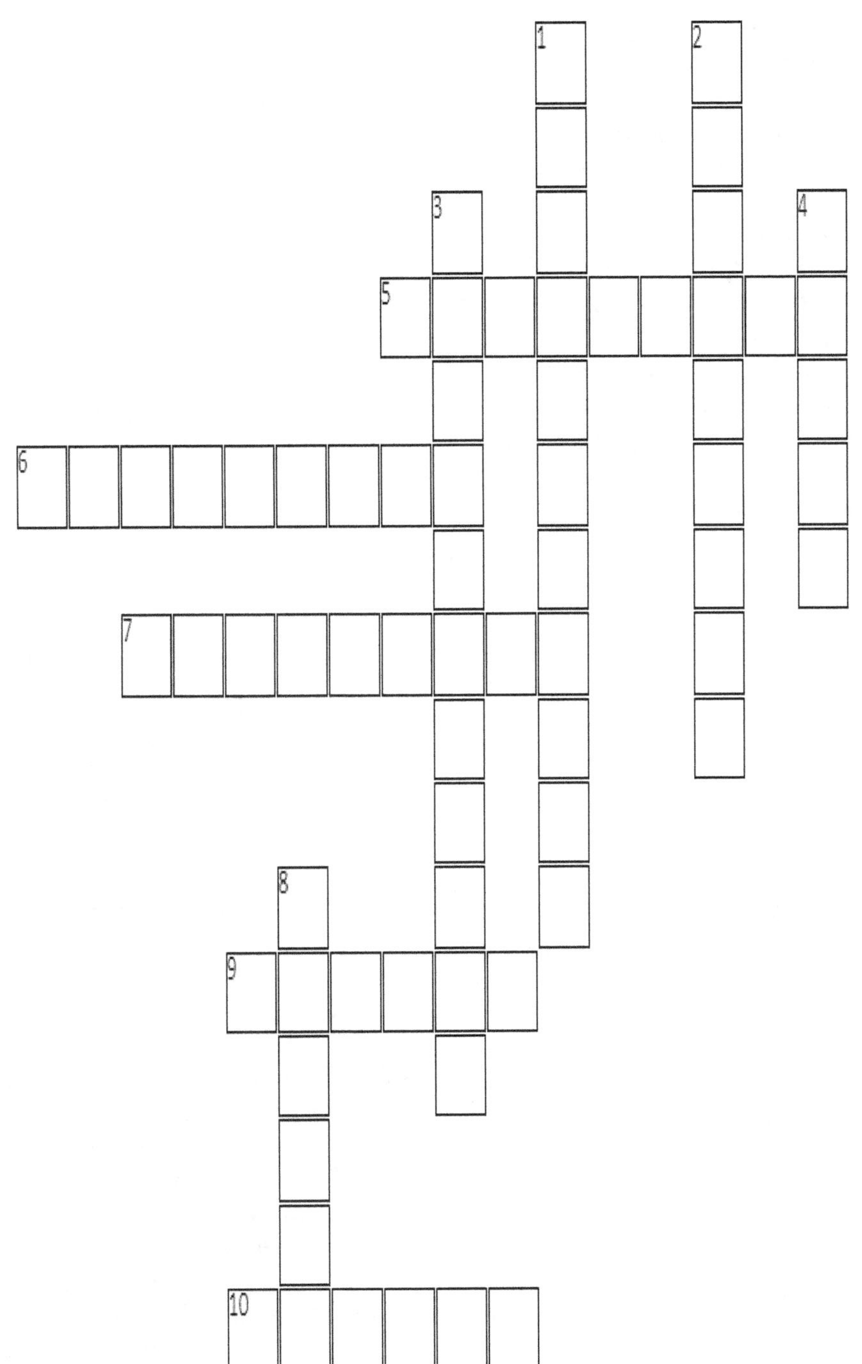

HORIZONTAL

2. No nacido naturalmente, sino que es extraído por abertura artificial del vientre de la madre. Que no nacen a tiempo o mueren en la cavidad materna.

5. Procedimiento diagnóstico para crear imágenes mediante ondas sonoras de alta energía.

7. Sufijo griego que indica disolución, deterioro, desaparición gradual de una célula.

9. Se dice de las enfermedades que ponen en peligro la vida.

10. Punto craneométrico situado en el margen anterior de agujero magno, en la intersección con la línea mediana.

VERTICAL

1. Solución de continuidad o ruptura de un hueso o un diente producida por un trauma o espontáneamente.

3. Espacio que ocupa la parte mediana de la cavidad torácica, entre las dos pleuras pulmonares, la columna vertebral y el esternón.

4. Secreción y emisión extremadamente abundante de orina.

6. Espacio comprendido entre dos dientes contiguos, especialmente entre los incisivos centrales.

8. Inflamación del istmo de las fauces más comúnmente en las amígdalas y partes adyacentes. Tipo de dolor o molestia torácica, debido a la reducción del flujo de sangre al corazón.

CRUCIGRAMA 39

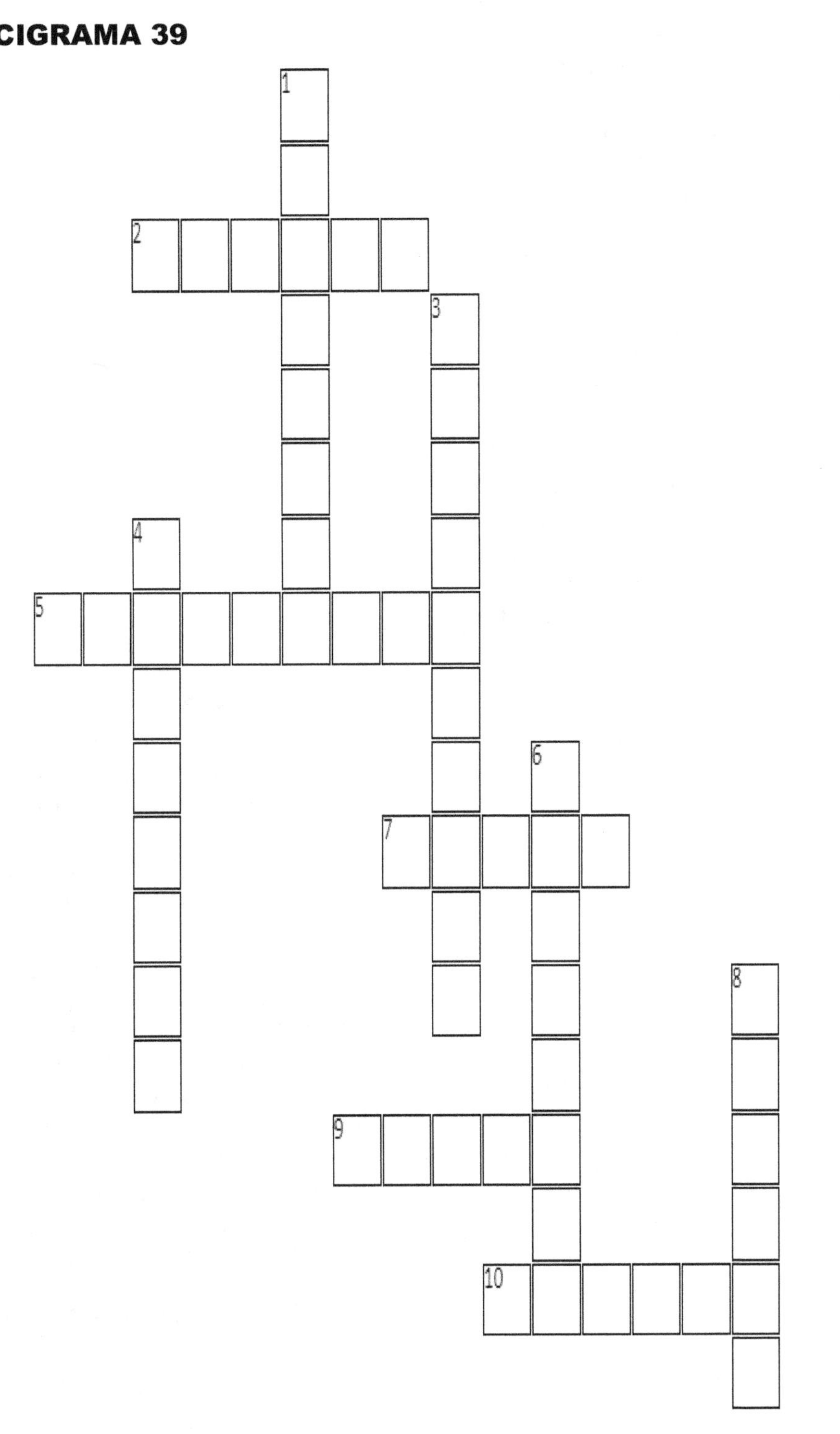

HORIZONTAL

1. Cualidad vital de un organismo que ha heredado las mismas peculiaridades de su predecesor y que constituye un modelo o patrón general de su especie.

5. Segmento proximal de la mano, constituido por ocho huesos dispuestos en dos hileras.

6. Prominencia triangular situada aproximadamente en el centro de la cara y donde radica el órgano del olfato.

8. Que tiene relación con el hueso o que está compuesto de hueso.

10. Región de la palma de la mano que es continuación del pulgar, forma una eminencia provocada por cuatro músculos que actúan sobre el pulgar.

VERTICAL

2. Parte del tubo alimentario extendido desde el píloro del estómago hasta el ano.

3. Implantación y desarrollo en el organismo de gérmenes patógenos capaces de propiciar un proceso morboso que produce alteraciones de los tejidos en esa zona del organismo.

4. Estructura anatómica dispuesta en forma de tabique que sirve para separar a dos zonas o regiones anatómicas. Músculo inspirador por excelencia.

7. Mancha de color azul amoratado, producida por acumulación de sangre dentro del tejido blando de debajo de la piel como consecuencia de un golpe.

9. Órgano de la cópula y urinario masculino, localizado en el hombre por encima del escroto.

CRUCIGRAMA 40

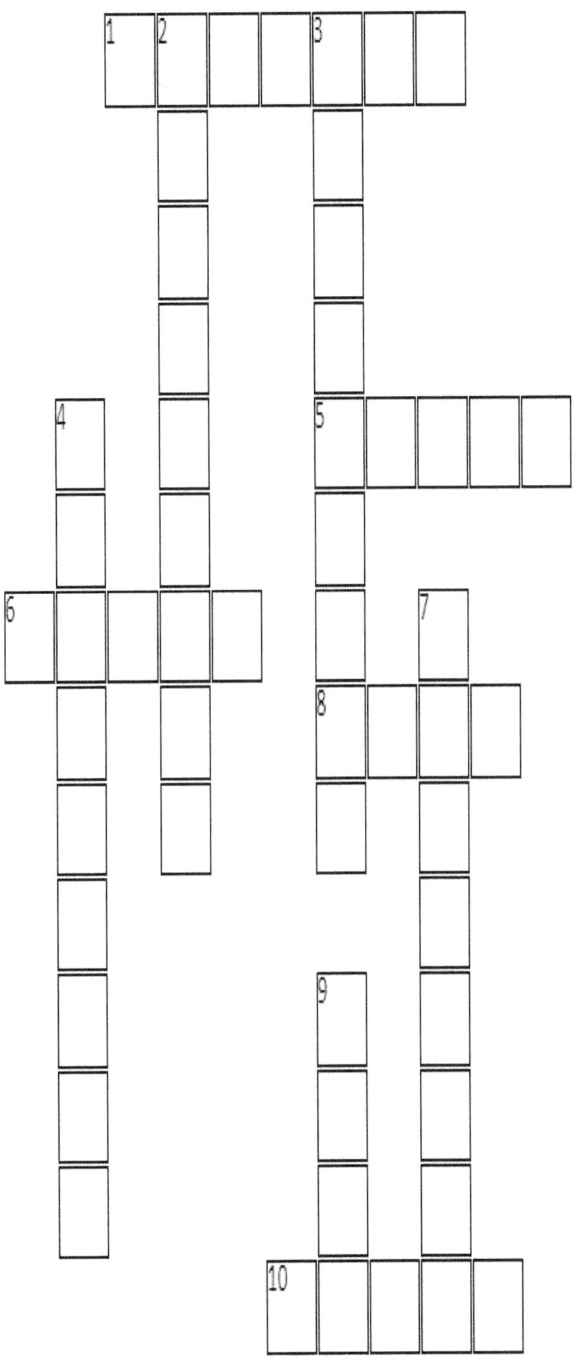

HORIZONTAL

3. Excavación o hueco en la superficie de un órgano, preferentemente en los huesos. Disminución de la actividad de un órgano.

4. Distribución de las arterias y venas en un órgano o región del cuerpo. Limpieza de un órgano, cavidad corporal o herida al enjuagarlo con un líquido.

6. Vaso sanguíneo por donde circula la sangre pobre en oxígeno y en dirección al corazón.

8. Sufijo griego con significación de cicatrización.

10. Síndrome neuropsiquiátrico caracterizado por anormalidades motoras, se presenta en asociación con alteraciones en la consciencia, el afecto y el pensamiento.

VERTICAL

1. Dilatación exagerada y circunscrita de un vaso sanguíneo que forma una bolsa o saco lleno de sangre circulante; si la pared se debilita puede romperse y causar una hemorragia.

2. Instrumento que viene adicionado a la unidad dental y que sirve para llevar aire o agua con determinada presión a la boca.

5. Gusano platelminto del orden de los cestodos, con forma de cinta, de color blanco, con innumerables anillos que se adhiere al intestino del hombre u otro animal para vivir como parásito.

7. Coco lanceolado, ordinariamente diplococo, grampositivo. Agente causal de la neumonía neumocócica.

9. Designación de las formaciones evidentes y permanentes de la piel tales como pelo y uñas.

CRUCIGRAMA 41

HORIZONTAL

3. Proceso de bioadaptación mediante el cual el hombre alcanzó la posición erecta, liberó las extremidades superiores y se apoyó en las inferiores.

5. Sufijo griego que indica poco, escaso o disminución.

6. Líquido blanquecino, espeso, viscoso, secretado por las glándulas sexuales masculinas que contiene en suspensión a los espermatozoides.

8. Mancha amarillenta en el polo posterior del ojo, donde solamente hay conos y en la que se consigue la mayor agudeza visual. Área cutánea plana, visible y pigmentada que no incluye cambio ni en la textura ni en el grosor de la piel.

10. Solución de continuidad o abertura existente en un órgano o entre varios. Agujero de diversas formaciones anatómicas.

VERTICAL

1. Secreción o impulso de un centro u órgano hacia lugares más superficiales, vasos o ganglios, es decir, que se aleja del centro.

2. Rama de la Odontología que tiene por objeto la corrección o alineamiento de los dientes.

4. Absorción de materias secretoras o excretadas por un humor natural o patológico en el seno de los tejidos.

7. Dos personas nacidas de un mismo parto, que provienen de un mismo óvulo fecundado. También se aplica al músculo gastrocnemio de la pierna.

9. Conjunto de fibras nerviosas que forman vías ascendentes en el tronco encefálico.

CRUCIGRAMA 42

HORIZONTAL

5. Regla, principios, conceptos que se deben seguir en determinadas actividades.

6. Rama de la Medicina que tiene por objeto el estudio de todo lo referente a los vasos sanguíneos y linfáticos.

8. Expansión y contracción de las arterias, percibido por los dedos que las palpan sobre un plano resistente.

9. Lo que está próximo a caer, lo que está viejo.

10. Anomalía estructural que consiste en la desviación anormal de un órgano.

VERTICAL

1. Proceso mediante el cual se extrae el agua de los tejidos procesados para las técnicas histológicas.

2. Sufijo griego que indica dolor.

3. Incremento del número de las contracciones del corazón, por encima de 100 latidos por minutos.

4. Sujeto que se encuentra en perfecto estado de salud, no enfermo.

7. Producto de la fecundación que comprende las modificaciones del ovocito fecundado en el hombre, en el período comprendido desde la tercera hasta la octava semana del embarazo.

CRUCIGRAMA 43

HORIZONTAL

6. Falta de deseo sexual o libido reducido, así como la falta de orgasmo en la relación sexual femenina.

7. Lo que no se encuentra inclinado ni a un lado ni a otro. Última porción del intestino grueso después del colon sigmoide y más cercana al ano.

8. Sufijo griego con la significación de preocupación excesiva. Trastorno mental producido por una obsesión. Costumbre caprichosa y extravagante.

9. Estado de tensión excesiva como resultado de una acción brusca, continuada, nociva para el organismo.

10. Órgano por el cual es posible percibir los sonidos y se encuentran los receptores vestibulares.

VERTICAL

1. Tiene forma de horquilla. Que se divide en dos.

2. Sustancia transparente, diáfana, parecida al vidrio. Usado como prefijo para indicar la semejanza con el vidrio o con el humor vítreo. Cartílago más abundante en el cuerpo presente en la nariz, laringe, entre otros.

3. Conjunto de dos o más cromosomas alelomorfos que existen en el núcleo de una célula.

4. Cinta, fascículo o membrana de tejido fibroso denso que sirve para unir las superficies articulares de los huesos de una articulación o una víscera en su lugar.

5. Órgano filiforme, queratinizado, de producción epidérmica, existe en casi toda la superficie del cuerpo, participa como órgano del tacto y de regulación de la temperatura corporal.

CRUCIGRAMA 44

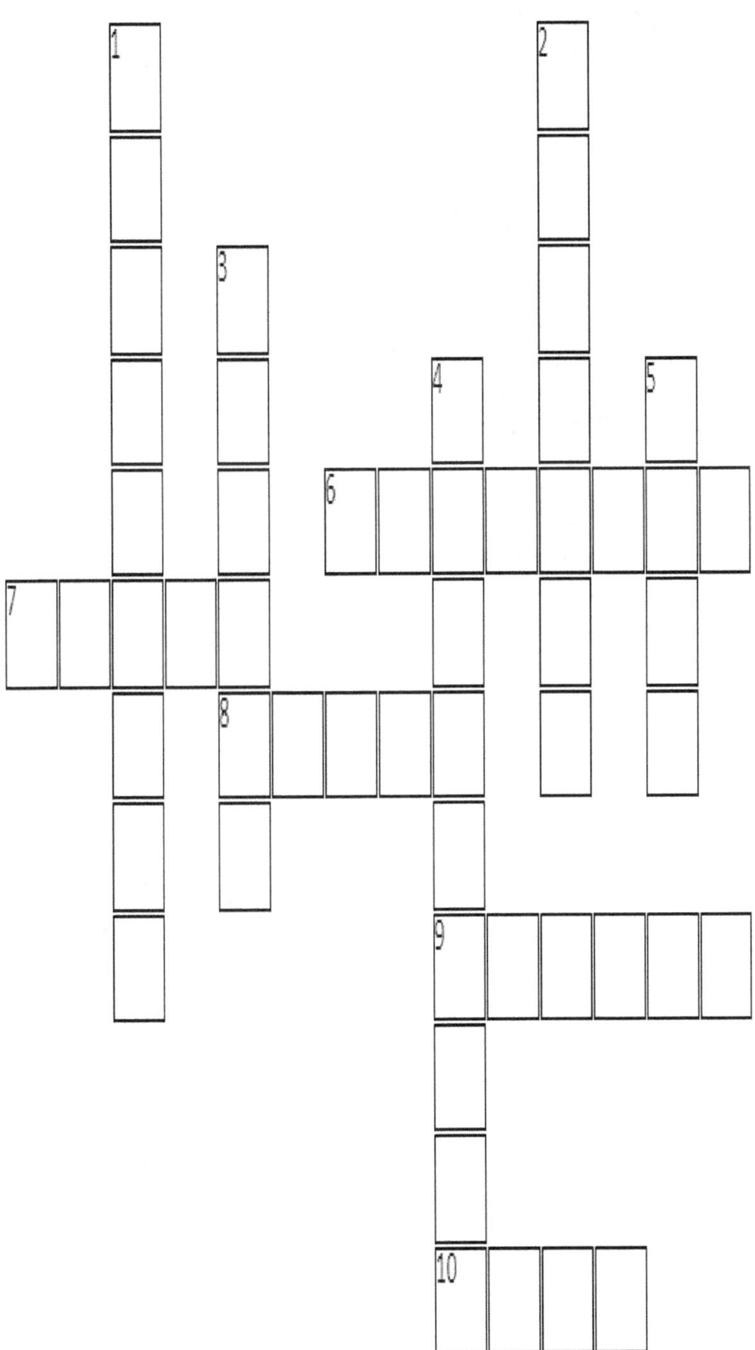

HORIZONTAL

2. Persona que tiene disminuida sus facultades físicas y mentales a causa de la vejez. Que está en decadencia.

4. Célula reproductora femenina formada en el ovario. Preparado farmacológico semejante a un supositorio que se administra por vía vaginal.

8. Sensación anormal de bienestar o gran felicidad.

9. Intercambio gaseoso a nivel de los alvéolos pulmonares donde la sangre pierde el dióxido de carbono y se enriquece con oxígeno.

10. Conjunto de partes blandas que cierran por abajo la cavidad pelviana, se encuentra atravesado por la uretra y el canal anal en el hombre y en la mujer también por la vagina.

VERTICAL

1. Aversión o intolerancia a la luz.

2. Perteneciente o relativo al día.

5. Conducto, cavidad interior o pasaje de un tubo cilíndrico o vaso sanguíneo. La luz de un canalículo. Unidad de flujo luminoso.

6. Proceso de división celular propio de las células sexuales, donde se reduce el número de cromosomas a la mitad.

7. Número reducido de cromosomas que se encuentran en las células germinativas o sexuales maduras.

CRUCIGRAMA 45

HORIZONTAL

2. Comprende el ordenamiento en parejas de acuerdo a la forma y estructura de los cromosomas.

4. Es la franja fibromucosa que se inserta en los dientes y las crestas alveolares, de color rojizo, que protege la unión alveolodentaria del trauma masticatorio y de la invasión microbiana.

7. Término utilizado para referirse a los sistemas de la reproducción femenino y masculino.

9. Expulsión súbita más o menos repetida y violenta del aire o alguna sustancia extraña contenida en los pulmones o en las vías respiratorias.

10. Sensación de necesidad o deseo habitual de beber agua o algún líquido por parte del organismo.

VERTICAL

1. Disminución en el suministro de oxígeno a los tejidos.

3. Parte del examen clínico que reúne todos los antecedentes de la enfermedad y de condiciones que pueden tener relación con ella.

5. Elemento esencial de la célula que desempeña el papel director del citoplasma y contiene la cromatina. El término también se aplica a las masas de sustancia gris en el sistema nervioso central.

6. Movimiento de llevar la mandíbula hacia atrás, después de haber sido desplazada hacia delante.

8. Acción o efecto de impeler. Movimiento que se inicia por esa fuerza impelente.

CRUCIGRAMA 46

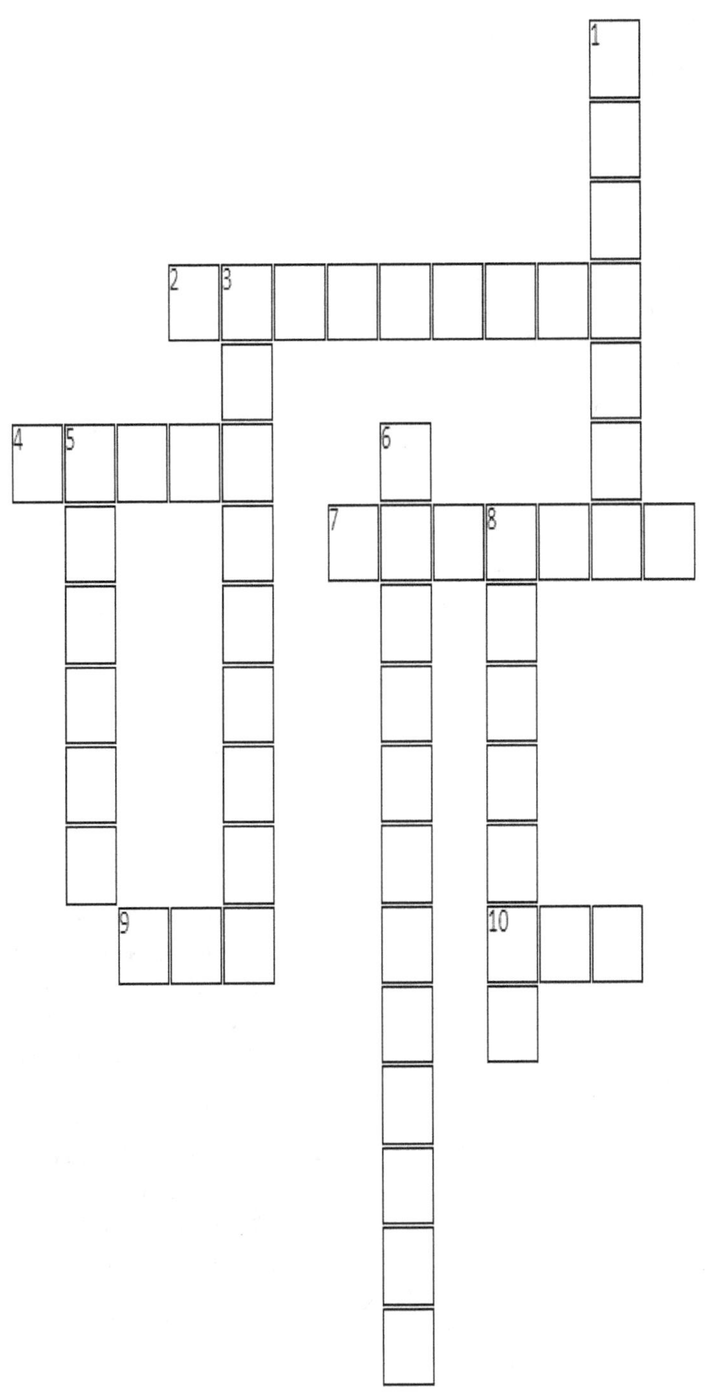

HORIZONTAL

2. Membrana de tejido conjuntivo que rodea las fibras musculares. También se aplica a la membrana de las células musculares.

7. Parte del sistema nervioso central, de mayor tamaño y desarrollo, controla todas las funciones y donde se localiza el material del pensamiento humano.

8. Término utilizado para designar al cuerpo de los huesos largos, comprendida entre las dos epífisis.

9. Vena de muy pequeño calibre que recogen la sangre de los capilares y junto con otros forman las venas.

10. Aminoácido esencial que sirve para sintetizar proteínas que permiten construir tejido muscular y colágeno.

VERTICAL

1. Glándula sexual masculina de forma redondeada que produce los espermatozoides.

3. Falta o disminución notable de la memoria.

4. Sustancia del organismo caracterizada por su consistencia de tipo gelatinosa. También se aplica a la parte central de algunos órganos para diferenciarla de la corteza.

5. Conjunto de tejidos que tienen un desarrollo, crecimiento, organización microestructural y función específica en el organismo, ocupando un lugar determinado en el mismo.

6. Inflamación de la encía.

CRUCIGRAMA 47

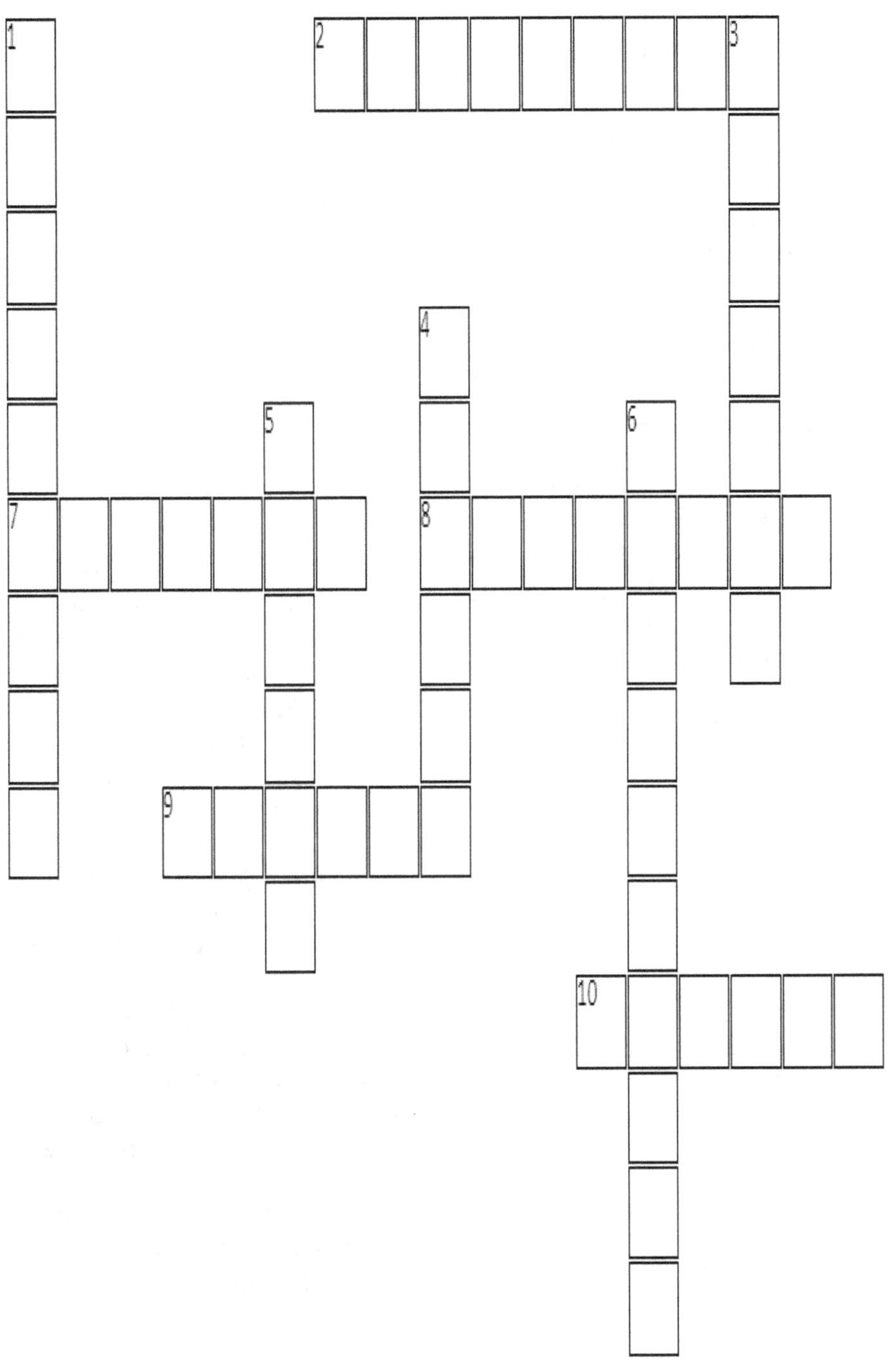

HORIZONTAL

2. Prescripción, fórmula o apunte que escribe el médico u odontólogo indicando el medicamento que debe usar el paciente en su tratamiento.

5. Porción de parénquima privado súbitamente de circulación sanguínea por obstrucción de vasos arteriales y conduce a la muerte o necrosis del tejido.

6. Término aplicado a la parálisis ligera, parcial o incompleta de la contractilidad de la musculatura.

8. Región de la extremidad inferior, extendida desde el pliegue glúteo y la región inguinofemoral hasta dos dedos por encima de la rótula.

10. Vacuola pequeña formada por una prolongación de la membrana celular del macrófago que envuelve una partícula.

VERTICAL

1. Nombre que recibe el arco preponderantemente mesodérmico, situado a ambos lados de la faringe, en número de seis en el embrión y que origina estructuras de la cara y el cuello.

3. Lo que tiene afinidad por el agua o que la absorbe con facilidad.

4. Repliegues fibrocutáneos que cubre y protege el ojo, en sus bordes libres se insertan las pestañas.

7. Enfermedad accidental, transitoria, generalmente infecciosa que ataca al mismo tiempo y en el mismo país o región a un gran número de personas o animales.

9. Vibración audible o ruido sibilante, chirriante o áspero que se escucha durante un latido cardíaco.

CRUCIGRAMA 48

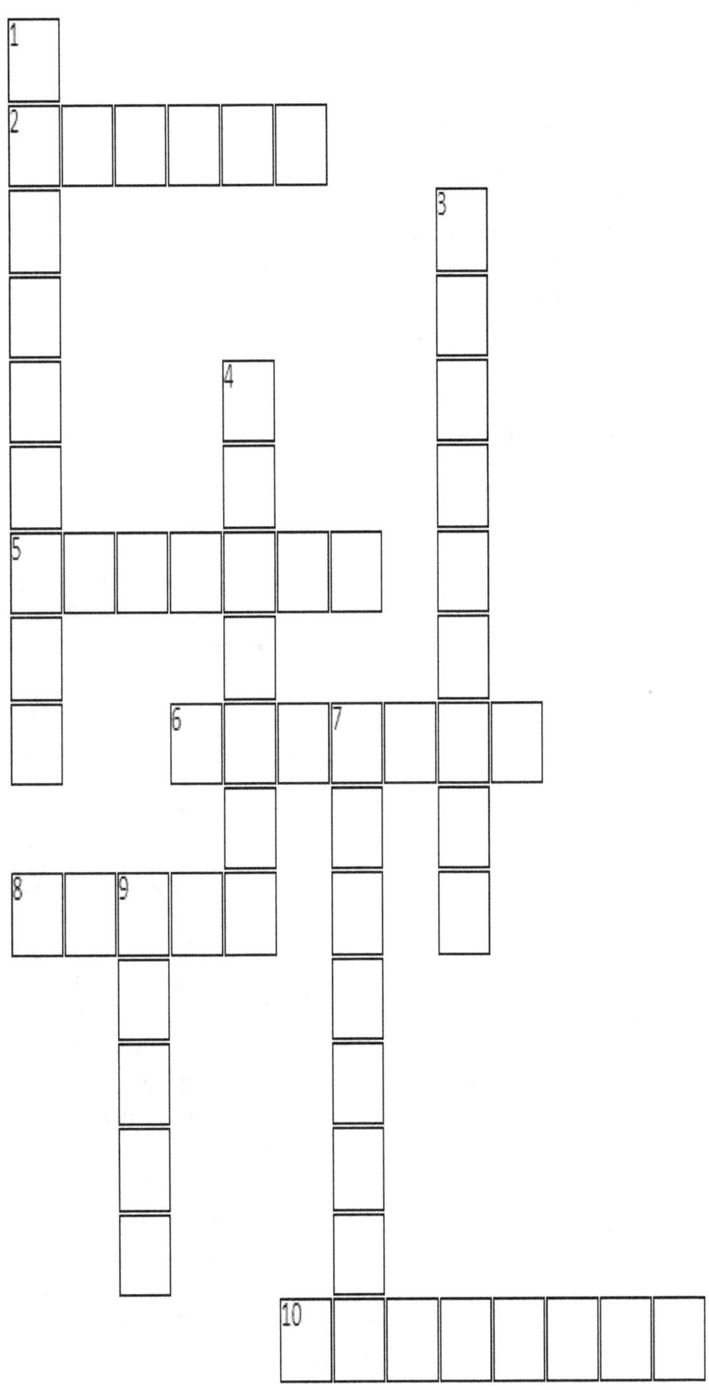

HORIZONTAL

2. Cirugía plástica de la ceja y el párpado.

5. Sustancia que demora la formación de coágulos de sangre, producida por el hígado, pulmones y otros tejidos; también se puede sintetizar en un laboratorio.

8. Enfermedad caracterizada por una presión intraocular anormalmente aumentada.

9. Prefijo griego que indica grueso, denso o masivo.

10. Término aplicado al músculo que posee cuatro cabezas o vientres.

VERTICAL

1. Unión quirúrgica que se realiza con hilos, grapas u otros materiales para cerrar una herida o para unir tejidos u órganos.

3. Pérdida de las fuerzas, fatiga, cansancio, debilidad y agotamiento general, físico y psíquico, caracterizado por la falta de energía vital necesaria para la realización de las actividades diarias habituales.

4. Músculo que posee o está provisto de tres cabezas o vientres que se unen por un tendón.

6. Cuerda dorsal o vertebral, órgano celular cilíndrico, derivado del mesodermo, debajo de la línea primitiva. En el adulto sus restos quedan como los núcleos pulposos de los discos intervertebrales.

7. Movimiento diferenciado en el ritmo de contracción y dilatación del corazón y las arterias.

CRUCIGRAMA 49

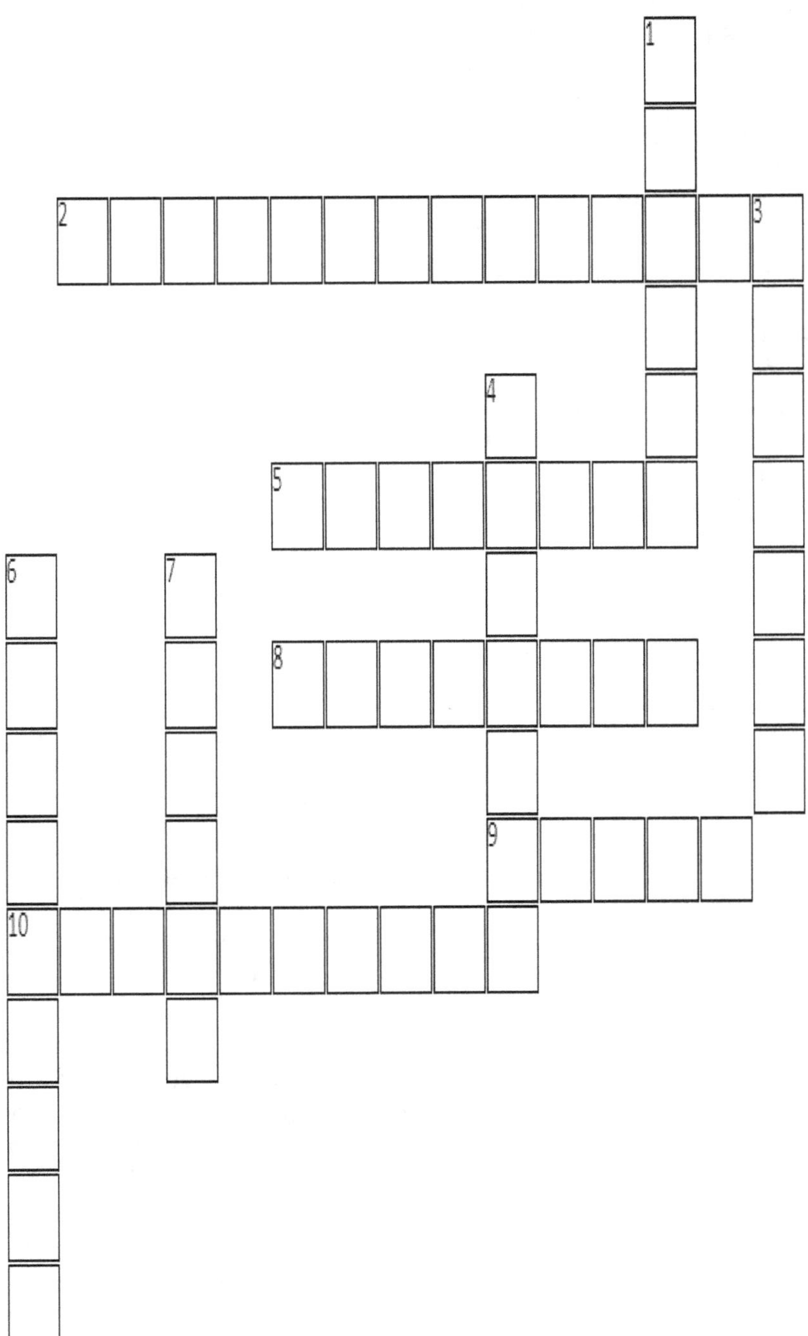

HORIZONTAL

3. Órgano de la visión, ocupa con sus anexos la cavidad orbitaria.
6. Colorante ácido, derivado del tetrabromato de la fluoresceína, tiñe de color rosa las células principalmente los eritrocitos.
8. Hueso que constituye la parte posterior e inferior del coxal, después del nacimiento se fusiona con el ilion y el pubis.
9. División y separación de las partes del organismo para el estudio de su estructura, disposición e interrelación con los elementos anatómicos vecinos.
10. Superficie que cierra o separa una cavidad u órgano.

VERTICAL

1. Término utilizado para designar a un coágulo en un vaso sanguíneo que obstruye la circulación. Pieza de una bomba que se mueve hacia arriba o hacia abajo impulsando un fluido o bien recibiendo el impulso de él.
2. Relacionado con fenómenos inmunológicos frente a elementos del propio cuerpo.
4. Término aplicado a las estructuras que adoptan una forma reticular o formando una malla.
5. Conducto musculomembranoso, en forma de embudo, situado por detrás de las cavidades nasal, bucal y de la laringe.
7. Hueso par del viscerocráneo, neumático y que ocupa el centro de la cara.

CRUCIGRAMA 50

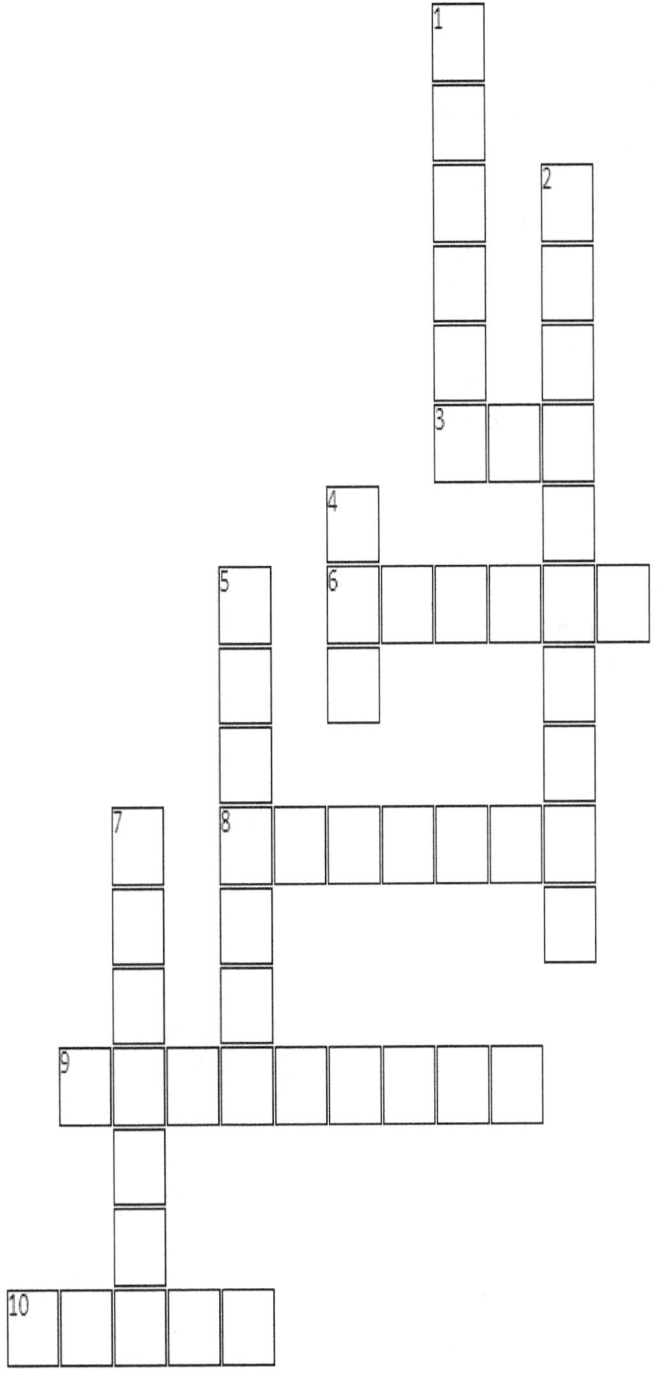

HORIZONTAL

3. Sustancia que envuelve y protege los axones de ciertas células nerviosas y cuya función principal es la de aumentar la velocidad de transmisión del impulso nervioso.

6. Conducto cartílago-membranoso que comunica a la laringe con los bronquios y su función es brindar una vía abierta al aire inhalado y exhalado.

7. El grado más elevado de excitación sexual, constituye el clímax de la relación amorosa entre parejas.

8. Propiedad fundamental del protoplasma vivo. Capacidad de reaccionar a los estímulos o excitaciones.

10. Capacidad para ejecutar actos motores simples o complejos

.

VERTICAL

1. Vasos sanguíneos de menor diámetro que permite el intercambio de sustancias entre la sangre y las sustancias que se encuentran alrededor de ella. Del cabello o relacionado con él.

2. Enzima del jugo gástrico que convierte a las proteínas en peptonas.

4. Sustancia química producida por las glándulas endocrinas liberada directamente en la sangre y transportada por esta para provocar efectos específicos de activación o regulación en otros órganos o partes del organismo.

5. Condición del bulbo ocular normal, cuando estando el músculo ciliar relajado, los rayos luminosos paralelos provenientes de un objeto lejano hace foco en la retina.

9. Ciencia que tiene por objeto el estudio de los seres vivos, las leyes que rigen su desarrollo y su relación con el medio ambiente.

HORIZONTAL

3. Cualquier sustancia que sirve para la nutrición de los tejidos o para la producción de calor por medio de la absorción y la asimilación.

5. Prefijo griego que indica relación con la columna vertebral o que perteneciente a esta.

6. Triplete de nucleótido que codifica un aminoácido o señal de terminación de la traducción.

8. Conjunto de sonidos articulados o palabras que expresan ideas y permiten la comunicación entre las personas.

10. Prefijo griego que significa lágrima o relativo a la lágrima.

VERTICAL

1. Inflamación de las paredes de una vena.

2. Sensación perceptible por el sentido del gusto.

4. Incremento de la producción y emisión de la orina durante la noche.

7. Fisura o depresión cóncava en una víscera parenquimatosa por la que entran y salen los nervios, vasos y otros.

9. Derivado fenólico, de color amarillo claro, extraído del clavo de olor, utilizado como antiséptico y anestésico, siendo el sedante por excelencia de la pulpa dentaria.

CRUCIGRAMA 52

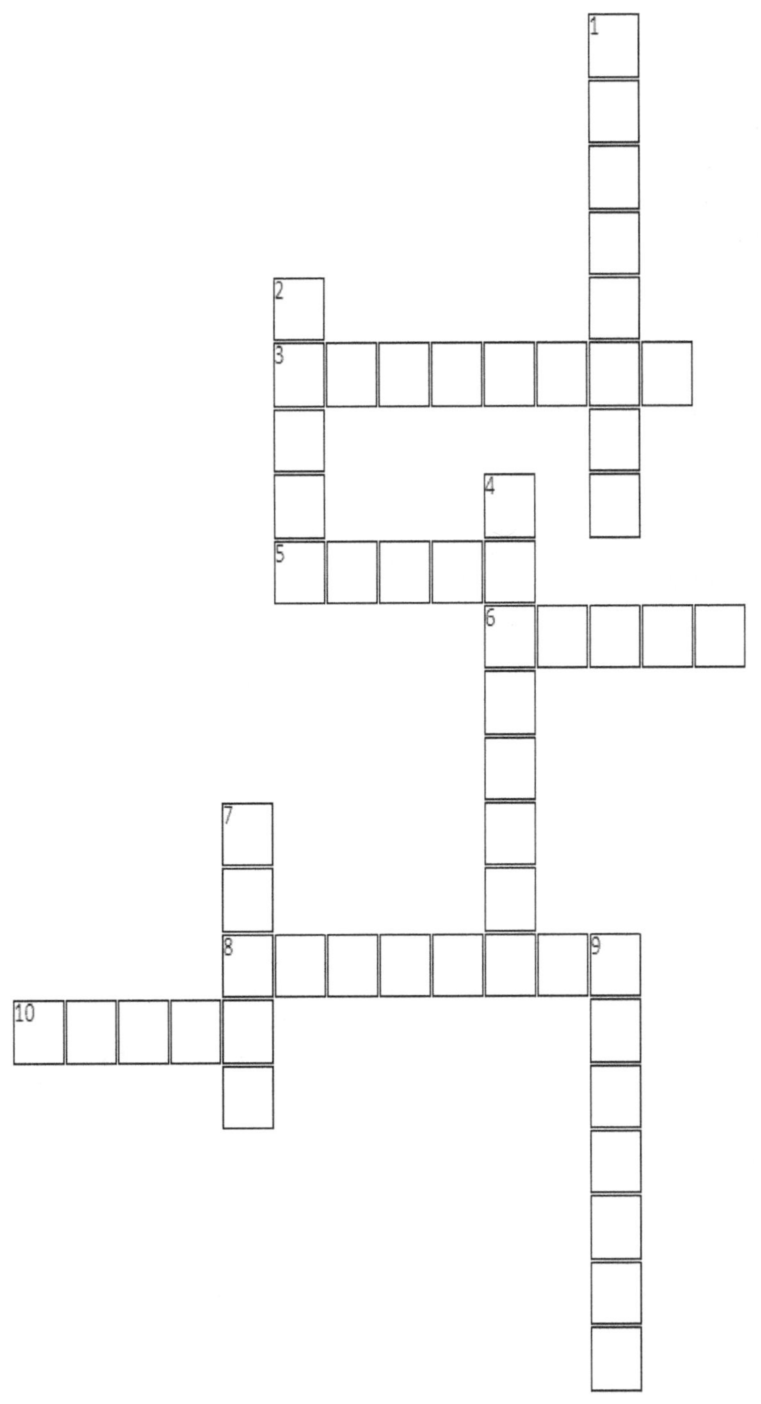

HORIZONTAL

4. Término empleado para designar el extremo de un órgano que termina en punta o en un vértice.

5. Lesión de la capa interna de las arterias que se caracteriza por el depósito de grasa en forma de mancha o placa amarillenta.

8. Incisión en la totalidad de las capas de la pared del abdomen para penetrar en esta cavidad y poder operar en su interior.

9. Constituye la unidad básica de una fibra muscular estriada, situada entre dos discos Z adyacente.

10. Proteína amorfa que ocupa la parte central de la fibra elástica y de la que constituye el componente principal.

VERTICAL

1. Especialidad médica que tiene por objeto el estudio de las estructuras normales y enfermedades del riñón.

2. Hormona sintetizada a partir del aminoácido esencial triptófano, producida por la glándula pineal y participa en una gran variedad de procesos celulares, neuroendocrinos y neurofisiológicos como controlar el ciclo diario del sueño.

3. Variedad de tejido conjuntivo, avascular, de consistencia homogénea, de color blanco que reviste las articulaciones y da estructura a la nariz, los oídos, la laringe y otras partes del cuerpo.

6. Célula de forma poligonal que constituye el parénquima hepático.

7. Rama de la terapéutica que tiene por objeto reemplazar un órgano o parte de él por otro artificial o semejante. Pieza o aparato que sustituye un órgano del cuerpo.

CRUCIGRAMA 53

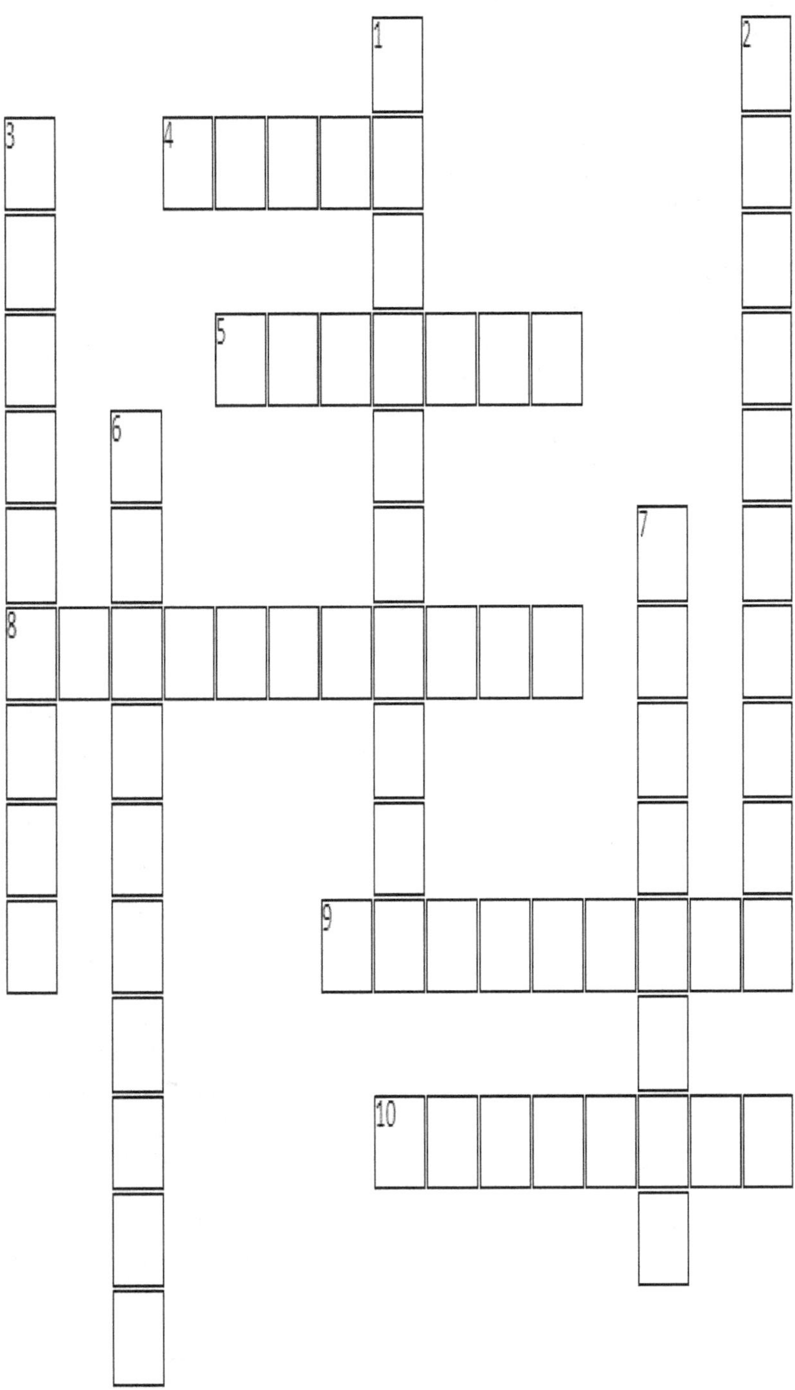

HORIZONTAL

4. Intoxicación grave producida por la ingestión de alimentos en mal estado, principalmente embutidos y conservas enlatadas.

5. Abertura posterior de la cavidad nasal a través de la cual comunica con la nasofaringe.

8. Duplicación de una estructura.

9. Inflamación de la mucosa que recubre las paredes del estómago.

10. Término que se aplica en general a las zonas que presentan estrechamiento en un órgano o zona estrecha que comunica dos cavidades.

VERTICAL

1. Persona que ha recibido el más alto grado académico universitario.

2. Actividad que realiza el odontólogo con instrumentos especiales para eliminar el cálculo del diente con su posterior pulido.

3. Que provoca la formación de pus o desencadena una supuración a consecuencia de un proceso supurativo.

6. Ausencia congénita total o parcial del pigmento melanina de la piel, pelos y globos oculares.

7. Es el producto o expresión final observada en un individuo que deriva de una combinación de influencias genéticas y ambientales.

CRUCIGRAMA 54

HORIZONTAL

2. Expresión de las ideas o de los sentimientos por medio de gestos.

4. Afección inflamatoria y degenerativa de un nervio, caracterizada por dolor, trastornos sensitivos y motores o tróficos, según la clase de nervio afectado.

7. Es un procedimiento quirúrgico en el que se saca un extremo del intestino grueso a través de una abertura (estoma) hecha en la pared abdominal.

9. Erupción que produce una pequeña elevación en las mucosas que termina generalmente en descamación y ulceración.

10. Sustancia de cualquier naturaleza que sea capaz de crear en los dientes las condiciones para que se inicie y produzca la caries dental.

VERTICAL

1. Membrana delgada de tejido conjuntivo que reviste por dentro las cavidades medulares de los huesos con capacidad osteógena.

3. Restricción o disminución del crecimiento y desarrollo de un tejido u órgano, así como de su función, por una causa o estímulo procedente de otro sitio.

5. Etapa del desarrollo del cigoto seguido al de mórula, caracterizado por ser de forma esférica, con una cavidad central llamada blastocele.

6. Término empleado para designar a las estructuras en forma de surco largo y estrecho o una incisura larga, se presenta generalmente en los huesos.

8. Estado normal de todas las funciones orgánicas e intelectuales de un organismo.

CRUCIGRAMA 55

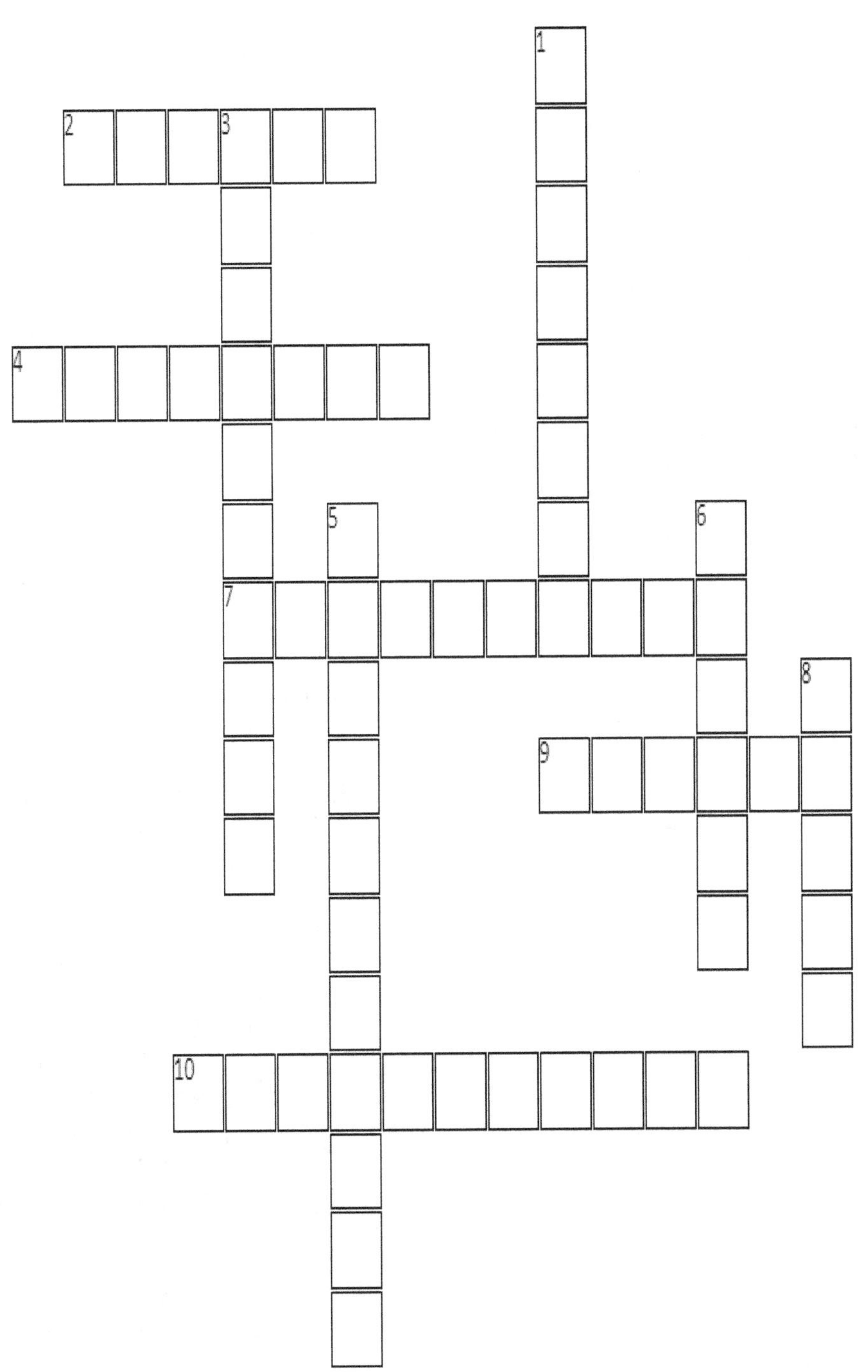

HORIZONTAL

3. Presencia de la glucosa en la orina.

4. Nombre genérico de las hormonas que estimulan el desarrollo de los caracteres sexuales masculinos.

8. Prefijo del latín que indica uno, único.

9. Método de disección o preparación de los animales para su conservación con apariencia de vivos.

10. Inflamación de la faringe que puede provocar dolor de garganta, sequedad, enrojecimiento de la mucosa y, en ocasiones, fiebre.

VERTICAL

1. Sufijo griego que indica ciencia o tratado de lo indicado en la primera parte del término.

2. Pequeñas formaciones óseas que se producen en las zonas de inserciones de ligamentos y cápsulas articulares, es una característica del envejecimiento del esqueleto.

5. Membrana que cierra el orificio de la vagina en las mujeres vírgenes.

6. Conjunto de trastornos de corta duración que precede a la crisis de determinados estados neuropsíquicos como en la epilepsia, histeria o migraña.

7. Proceso por el cual los leucocitos atraviesan la pared del capilar, desde la sangre a los tejidos vecinos.

CRUCIGRAMA 56

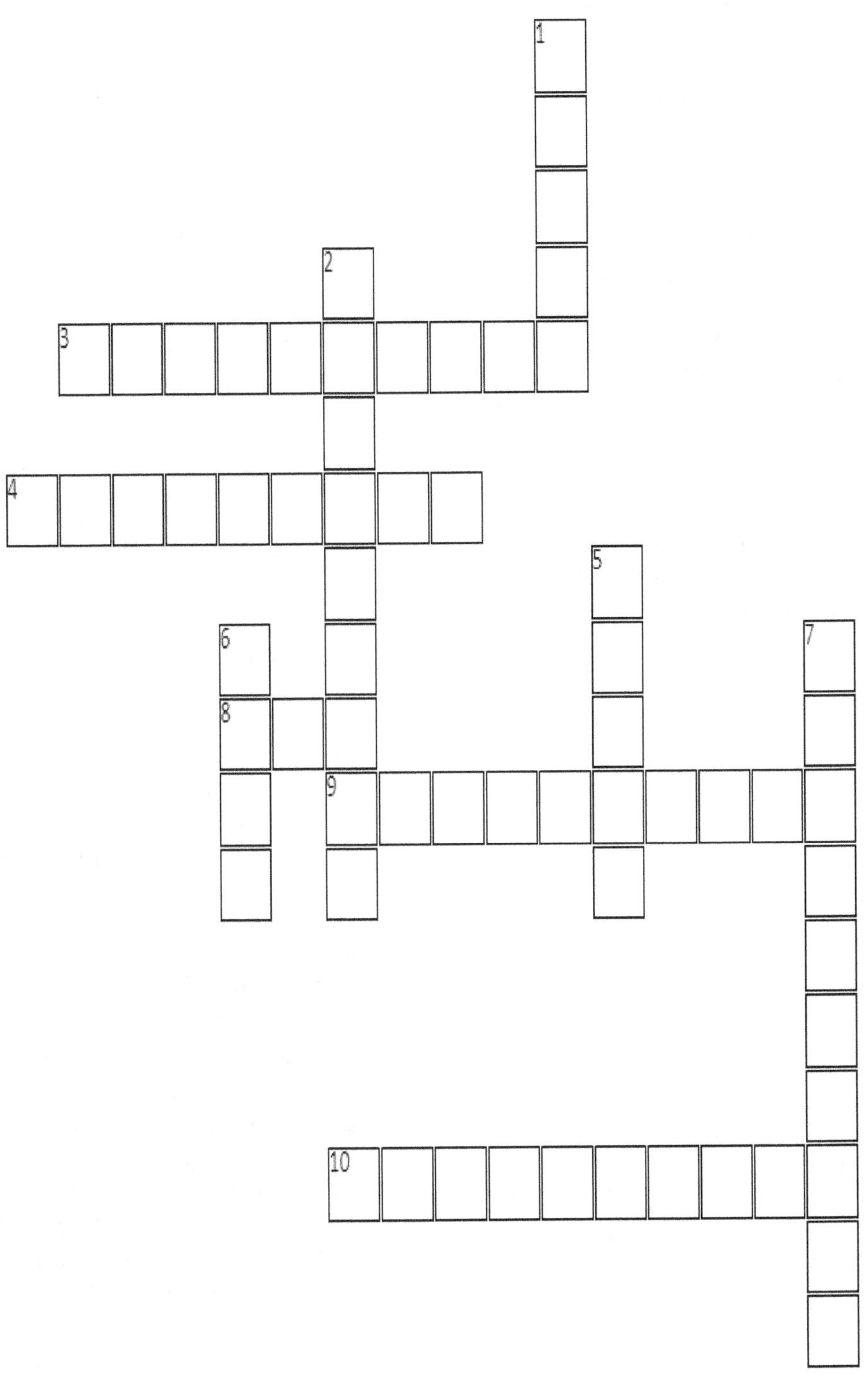

HORIZONTAL

2. Exploración de la superficie interna de las cavidades a través de los orificios naturales del cuerpo mediante una sonda flexible con una pequeña cámara y luz en su extremo.

5. Hueso largo y delgado que forma la parte lateral del esqueleto de la pierna.

7. Término con significación de agujero, perforación u orificio.

8. Pliegue peritoneal que envuelve pedículos vasculares y que se extiende de un órgano a otro del abdomen; también conocido como epiplón.

10. Rama de la Medicina que tiene por objeto el estudio y tratamiento de las enfermedades propias del sistema reproductor femenino.

VERTICAL

1. Órgano glandular situado por detrás del estómago y una de sus funciones es segregar insulina.

3. Último estadío de la profase de la primera división meiótica que comprende la migración de los cromosomas hacia la periferia del núcleo, la desaparición de los quiasmas, la formación del huso y la disolución de la membrana nuclear.

4. Tercera fase de la mitosis en la que los cromosomas se separan por las cromátides, dirigiéndose cada uno de ellos hacia los polos y constituyendo los cromosomas hijos.

6. Músculo del grupo posterior de la pierna, cubierto por el gastrocnemio y con el cual forma el tríceps sural.

9. Edad senil. Último período de la vida humana caracterizado por la declinación de todas las facultades.

CRUCIGRAMA 57

HORIZONTAL

4. Primer segmento del tubo digestivo, situado por debajo de la cavidad nasal y por delante de la faringe.

6. Capacidad de adaptación de un ser vivo o material para recuperar su estado inicial cuando ha cesado la perturbación a la que había estado sometido.

8. Persona que usa la mano izquierda con mayor destreza que la mano derecha.

9. Cada uno de los compuestos orgánicos que resultan de la esterificación de alcoholes como la glicerina y el colesterol, con ácidos grasos.

10. Dispositivo que permite ver las radiografías a través de un sistema de iluminación por transparencia del negativo colocado ante un vidrio esmerilado.

VERTICAL

1. Engrosamiento restringido del estrato córneo de la piel causado por una fricción.

2. Fecha de la primera menstruación de la mujer, generalmente tiene poco sangrado.

3. Ataque súbito de una enfermedad. Estado morboso que se manifiesta de modo violento por pérdida del flujo de sangre (isquemia o ruptura de un vaso sanguíneo) a una parte del cerebro causando daño.

5. Membrana fetal que reviste el corion, delimita la cavidad amniótica y donde se encuentran el feto y el líquido amniótico que lo baña.

7. Unión de las escalas vestibular y timpánica en el vértice de la cóclea.

CRUCIGRAMA 58

HORIZONTAL

3. Parte del proceso metabólico que degrada los nutrientes orgánicos y los transforma en productos finales simples para extraer de ellos energía química y convertirla en una forma útil para la célula.

5. Pequeña porción de hueso esponjoso que se emplea para rellenar defectos óseos. Astilla de hueso desprendidas por una fractura.

8. Víscera linfoidea situada en el hipocondrio izquierdo con función de destrucción de eritrocitos y microorganismos, produce leucocitos y realiza la hemopoyesis en la vida fetal.

9. Huesecillo del oído medio, es el más medial y contacta con la ventana vestibular.

10. Establecimiento destinados a la atención y asistencia del enfermo por parte del personal médico y sanitario.

VERTICAL

1. Suena a modo de silbido.

2. Pelo duro, áspero y poco dócil.

4. Produce constricción, sequedad o desecación de los tejidos. Provoca estreñimiento.

6. Ciencia que se ocupa del estudio del desarrollo del organismo desde la fecundación hasta la muerte. También se denomina Embriología.

7. Hueso impar mediano, de origen membranoso, situado en la parte anterosuperior del cráneo y forma parte del neurocráneo y el viscerocráneo. Relativo o perteneciente a la frente.

CRUCIGRAMA 59

HORIZONTAL

2. Afección crónica de las articulaciones de naturaleza degenerativa, no inflamatoria.

6. Forma farmacéutica tipo solución acuosa usada para el tratamiento tópico de afecciones bucales en forma de enjuagues.

8. Conjunto de estructuras que entran y salen por los hilios de los órganos. Parte estrecha de un órgano que le sirve de base de implantación.

9. Indica larga duración de la vida, ancianidad prolongada.

10. Proceso de preparación química y mecánica de los alimentos a estructuras moleculares más simples para su absorción e incorporación al medio interno del organismo.

VERTICAL

1. Derivado de la cloroguanida pero multiplicado por dos, es un poderoso antiséptico de acción bactericida y fungicida que se usa en enfermedades bucales.

3. Incapacidad para conciliar el sueño, permanecer dormido o ambas. Vigilia anormal.

4. Túnica de color rojizo formado por fibras musculares lisas, se encuentra cubierta por la piel del escroto y se contrae o relaja según la temperatura ambiental.

5. Cartílago intraarticular que tiene la forma de una semiluna y divide parcialmente a la cavidad articular.

7. Distancia o espacio que hay en sentido anteroposterior entre los dientes anterosuperiores y los anteroinferiores, normalmente es igual o menor a 2 mm.

CRUCIGRAMA 60

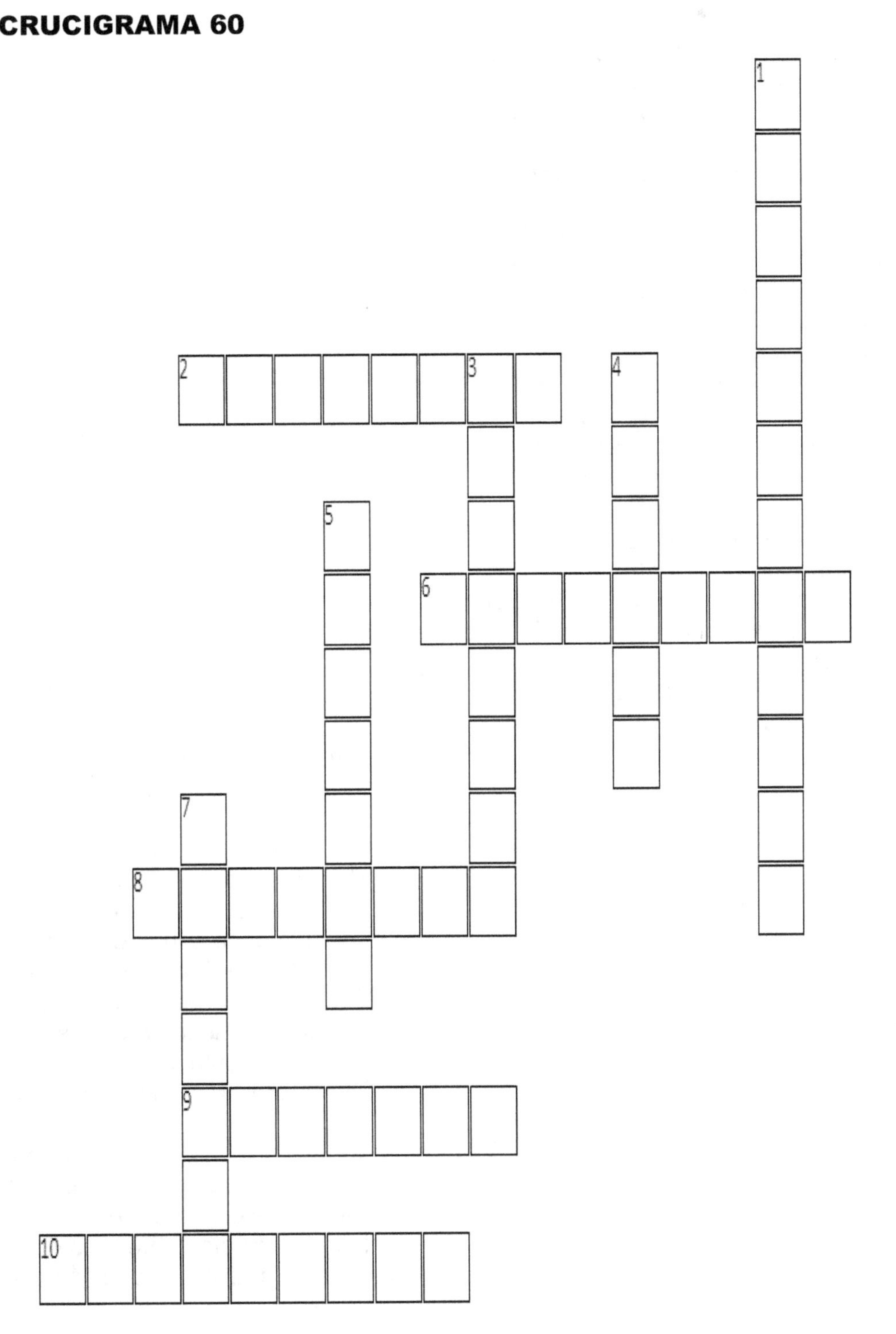

HORIZONTAL

4. Medición realizada en la cabeza del vivo, sobre fotografías o radiografías para la descripción y cuantificación de las estructuras involucradas en la maloclusión.

5. Prenda de diversos materiales que cubre las manos del sanitario, de un solo uso y que actúa como barrera bidireccional entre este y su entorno.

6. Sufijo griego que significa inflamación o irritación de un órgano o parte del cuerpo.

9. Técnica que consiste en el ablandamiento y descomposición de una sustancia orgánica por inmersión en un líquido a la temperatura normal.

10. Forma altamente insoluble de almacenamiento de hierro, de color amarillo oscuro y que deriva de la descomposición de la hemoglobina.

VERTICAL

1. VII par craneal mixto que emerge de la fosa supraolivar del tronco encefálico. Término relativo a la cara.

2. Trastorno poco frecuente que dificulta el paso de alimentos y líquidos desde el esófago y conecta la boca con el estómago. Imposibilidad de relajar una abertura o esfínter.

3. Conjunto de los órganos que constituyen un ser vivo.

7. Conducto por el que se expulsa al exterior la orina contenida en la vejiga.

8. Método de laboratorio que determina el grado de resistencia de los microbios patógenos con relación a diversos antibióticos.

CRUCIGRAMA 61

HORIZONTAL

1. Tipo de cáncer que empieza en el hueso o en los tejidos blandos del cuerpo como el cartílago, la grasa, los músculos, los vasos sanguíneos, el tejido fibroso u otro tejido conjuntivo o de sostén.
5. Cabello que se vuelve blanco, asociado generalmente al proceso de envejecimiento.
8. Hendido en dos partes o ramas; que se bifurca; que está dividido en dos partes simétricas.
9. Cualquier célula que mantiene las neuronas y sus fibras en su lugar y las ayuda a funcionar.
10. Pequeña elevación de color rojo, de apariencia carnosa normal o anormal que sobresale del cuerpo.

VERTICAL

2. Hábito de hacer las cosas por mera costumbre, sin técnica ni ciencia, solo por la práctica y más o menos automáticamente.
3. Sustancia farmacológicamente inerte que se utiliza como control en un ensayo clínico.
4. Afección de la sangre caracterizada por la disminución del número de leucocitos en sangre.
6. Persona que ha hecho hábito del uso de alguna droga y que tiene que consumirla para sentir satisfacción en todos sus actos.
7. Falta o disminución anormal de la producción de sudor.

CRUCIGRAMA 62

HORIZONTAL

3. Parte de un órgano que se introduce en un tejido.

6. Curvatura normal de la columna vertebral en el plano sagital, donde se observa la convexidad dirigida hacia atrás.

7. Arteria principal para la irrigación de la cabeza y el cuello.

8. Grupo de afecciones inflamatorias agudas o crónicas de la piel, donde se forman ampollas que se vuelven costrosas, gruesas y con escamas, su tipo más común es la dermatitis atópica.

10. Que carece de movimiento o acción, sin vida.

VERTICAL

1. Solución de continuidad en los tejidos blandos, donde se han lesionados vasos sanguíneos, por lo que se observa salida de sangre.

2. Pérdida brusca y pasajera del conocimiento y de paralización momentánea de los movimientos del corazón y de la respiración, debida a una falta de irrigación sanguínea en el cerebro.

4. Facultad de los animales de trasladarse de un lugar a otro.

5. Prefijo del latín para indicar frío.

9. Punto craneométrico que se encuentra ubicado en la unión de la sutura sagital con la coronal, es el sitio de cierre de la fontanela anterior.

CRUCIGRAMA 63

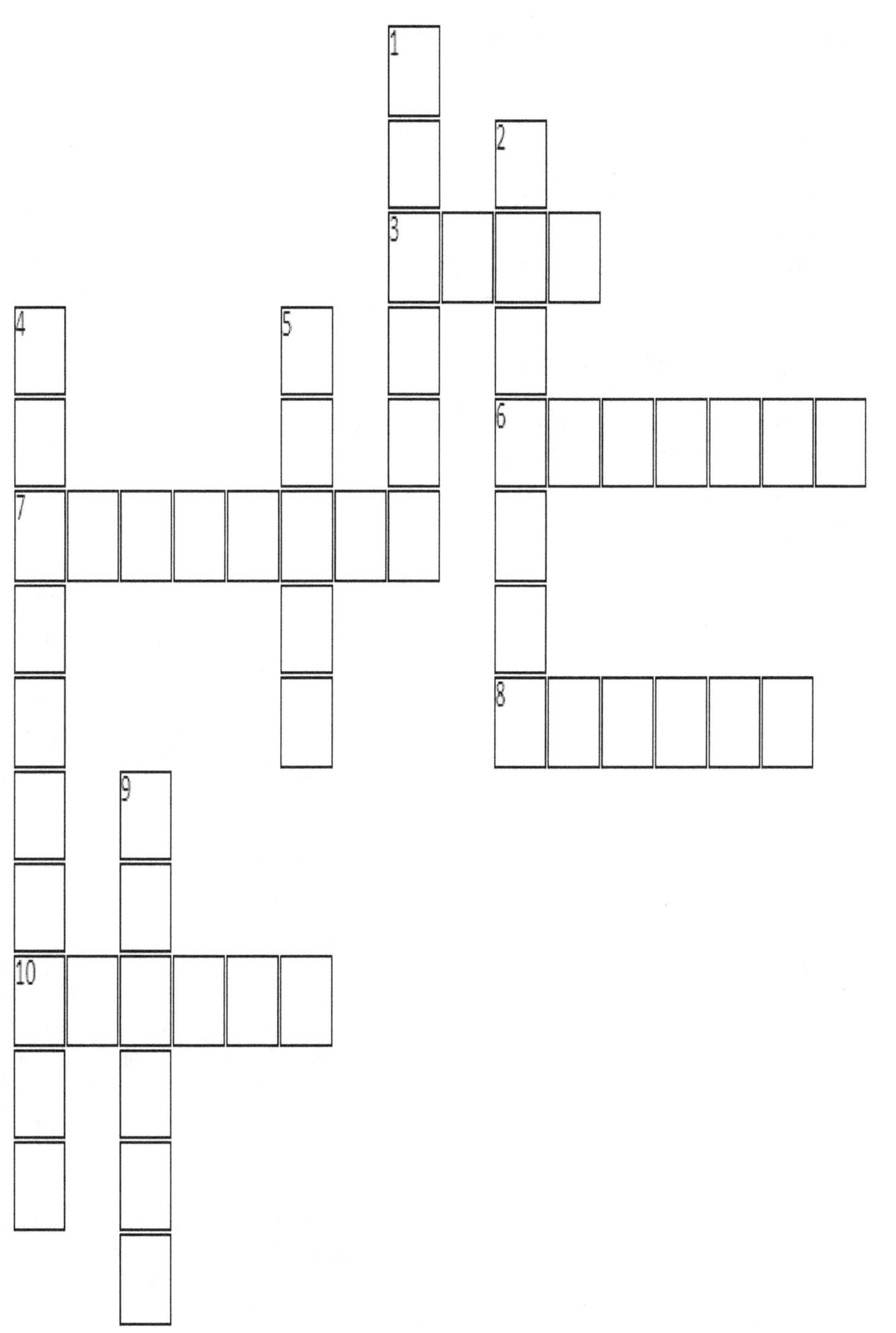

HORIZONTAL

3. Sensación imperiosa e incontenible de comer que se presenta en determinadas enfermedades.

6. Línea recta e imaginaria que pasa por el centro de un cuerpo y alrededor del cual se supone que este gire.

8. Membrana meníngea delicada, situada entre la duramadre y la piamadre.

9. Expulsión de sangre por el ano, sola o acompañada de las heces, a causa de alguna alteración orgánica, el color de esta sangre es casi negra.

10. Desigualdad en el diámetro de ambas pupilas.

VERTICAL

1. Órgano duro y blanco, anclado en el alvéolo del maxilar y la mandíbula con función masticatoria, estética, entre otras.

2. Colorante básico que tiñe de azul púrpura algunos componentes nucleares (cromatina y nucléolo) en preparaciones histológicas.

4. Acto de expeler el aire de los pulmones, es el segundo tiempo de la respiración.

5. Engrosamiento en el centro de un puente intercelular, es una forma de botón o plato de conjunto de dos membranas plasmáticas con el correspondiente espacio intercelular.

7. Osteoblasto maduro que después de haber formado el hueso queda incluido en el mismo, en lagunas que se comunican con otras a través de canalículos.

CRUCIGRAMA 64

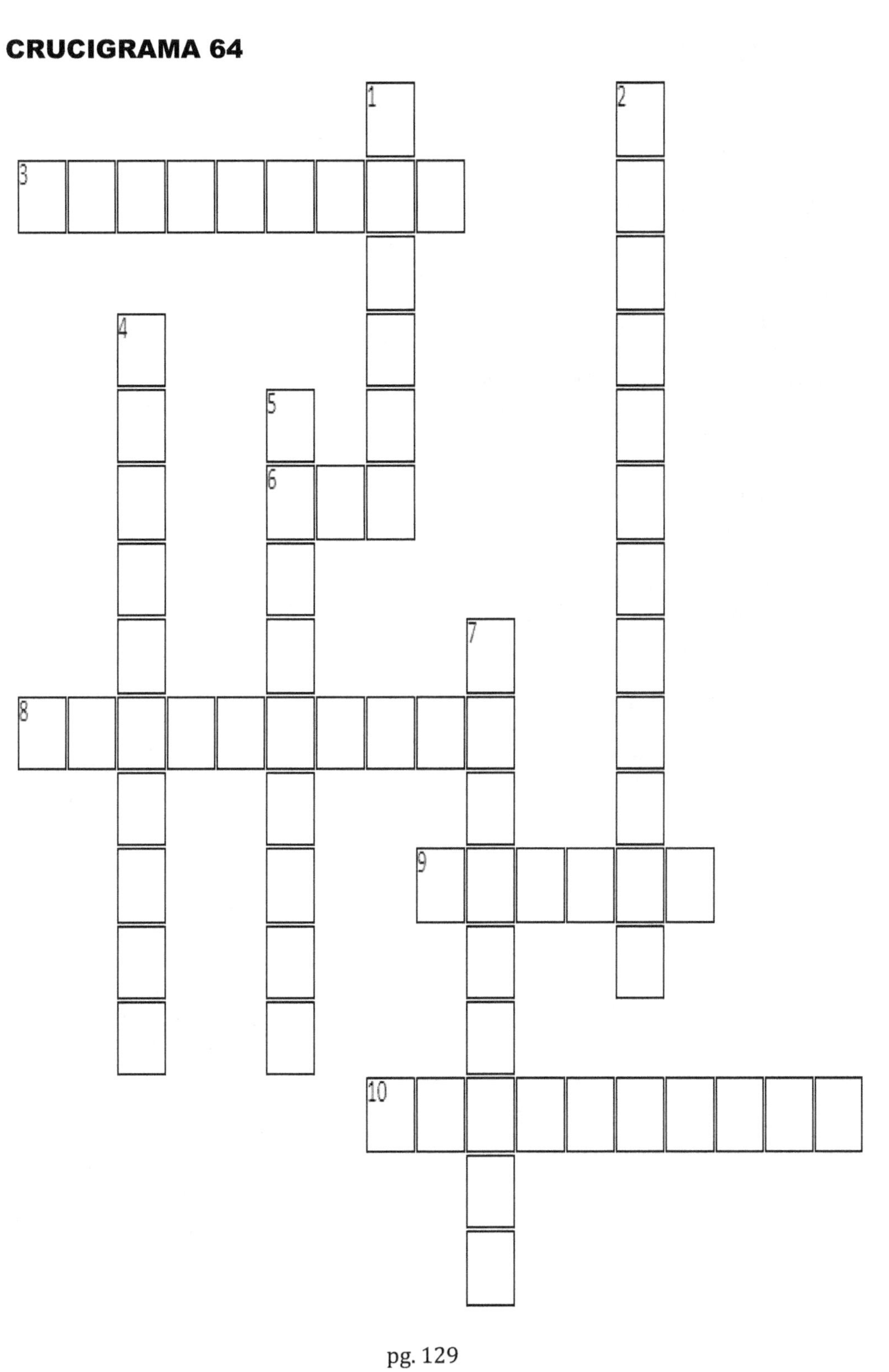

HORIZONTAL

2. Hormona secretada por las células parafoliculares de la glándula tiroides que ayuda a mantener una concentración saludable de calcio en sangre.

4. Elemento gaseoso, incoloro, existe libre en la atmósfera, esencial para la respiración y el funcionamiento celular.

6. Método o procedimiento para evitar que los gérmenes infecten una cosa o un lugar. Ausencia de gérmenes que pueden provocar una infección.

7. Líquido semejante al suero que rellena las rampas vestibular y timpánica de la cóclea, es el espacio comprendido entre los conductos semicirculares óseos y membranosos, y del utrículo y sáculo.

10. Proceso redondeado de la tibia y la fíbula a cada lado de la articulación del tobillo.

VERTICAL

1. Deseo de placer, en especial de deseo sexual.

3. Enfermedad crónica que se produce por intoxicación por mercurio.

5. Espacio triangular comprendido entre los pliegues vocales y el proceso vocal de los cartílagos aritenoides.

8. Exploración o examen ocular de la cavidad nasal por medio del rinoscopio.

9. Huevo fecundado o célula diploide resultante de la unión de los dos gametos, femenino y masculino.

CRUCIGRAMA 65

HORIZONTAL

3. Rama de la Medicina que tiene por objeto de estudio la conservación de la salud y prevención de enfermedades.
5. Ácido acetilsalicílico o AAS, medicamento que reduce el dolor, la fiebre, la inflamación y la coagulación de la sangre.
7. Haz fino o manojo de fibras musculares, tendinosas o nerviosas.
8. Ciencia que analiza e interpreta los datos biológicos o de salud por medio de métodos estadísticos.
10. Enfermedad que se produce por la diseminación de bacterias y sus tóxicas en la sangre.

VERTICAL

1. Acción o acto de aspirar un vapor, gas o sustancia al interior del cuerpo.
2. Relativo a los sentidos o a las sensaciones; lo que es capaz de recibir o transmitir las sensaciones.
4. Aleación que se crea con mercurio y otros metales. Se utiliza como material de restauración en Odontología.
6. Capa interna del blastodermo, de la cual se origina la capa epitelial del canal alimentario, respiratorio, entre otras.
9. Término aplicado a las estructuras, órganos o partes de estos que cumplen una función temporal, no permanente.

CRUCIGRAMA 66

HORIZONTAL

3. Hueso de la cara de forma laminar, cuadrangular, irregular, impar y mediano, que constituye la parte posterior del tabique nasal.

5. Hueso del cinturón escapular, largo y con forma de "S", se articula con el esternón y la escápula.

6. Preparación para estudios histológicos, se obtiene por extensión de secreciones naturales y de la sangre, colocado entre un portaobjeto y un cubreobjeto.

8. Convulsiones o coma durante el embarazo en una mujer después de la vigésima semana de gestación, el parto o en las primeras horas del puerperio sin tener relación con afecciones neurológicas. Es el estado más grave de la enfermedad hipertensiva del embarazo.

10. Líquido que se introduce en el intestino por el ano con fines laxantes, terapéuticos o analíticos.

VERTICAL

1. Anomalía o defecto del ojo que produce una visión borrosa o poco clara de los objetos lejanos, donde las imágenes de los objetos se forman un poco antes de llegar a la retina.

2. Hipertrofia del tejido cicatricial que algunas veces se observa después de lesiones.

4. Enfermedad infecciosa producida por hongos microscópicos que puede afectar a cualquier parte del organismo.

7. Hueso móvil del cráneo, impar, situado por debajo del macizo facial, de origen mixto, en forma de herradura y donde se implantan los dientes inferiores.

9. Término aplicado al movimiento de separación de las extremidades con respecto a la línea media del cuerpo.

CRUCIGRAMA 67

HORIZONTAL

4. Contención o detención de una hemorragia mediante los mecanismos fisiológicos del organismo o por medio de procedimientos manuales, químicos o quirúrgicos.

7. Hueso largo, situado medialmente al esqueleto del antebrazo, también llamado cúbito.

8. Canal o trayecto labrado en la pared anteroinferior del abdomen por el cordón espermático en el hombre y el ligamento redondo del útero en la mujer. Relacionado o perteneciente a la región de la ingle.

9. Tubo alargado que se introduce en una vena o en una cavidad para drenar fluidos o suministrar fármacos al organismo.

10. Punto craneométrico situado en la unión de la sutura interparietal o sagital con la sutura occipitoparietal en la línea mediana.

VERTICAL

1. Destrucción de todos los microorganismos patógenos, en cualquier lugar, forma o cantidad que se encuentren en una parte dada, ya sea por medios físicos o químicos.

2. Dolor de origen dentario, es la causa más frecuente del dolor orofacial.

3. Porción líquida, amarillenta y clara de la sangre, a la cual se le han extraído todos los elementos formes y quedando solo el suero.

5. Descenso o caída de un órgano interno o víscera del cuerpo a causa de la relajación de sus medios de fijación, especialmente cuando sale a través de un orificio natural o artificial.

6. Tipo de dolor de cabeza o jaqueca hemicraneal, acompañada de otros síntomas como náusea, vómito, sensibilidad a la luz y al sonido.

CRUCIGRAMA 68

HORIZONTAL

4. Respuesta involuntaria a un estímulo sensorial, constituye la reacción más simple y fundamental del sistema nervioso.

6. Movimiento en el cual la palma de la mano u otra parte del cuerpo se dirige hacia delante o hacia arriba, es lo opuesto a la pronación.

8. Estructura que posee una forma parecida a una copa o cáliz.

9. Muerte de tejidos orgánicos que se produce por la falta de riego sanguíneo o por la infección de una herida.

10. Pérdida total o parcial de las cejas y las pestañas.

VERTICAL

1. Dermatosis infecciosa, autoinoculable, se caracteriza por la aparición de vesículas y pústulas aisladas o aglomeradas que, al desecarse forman costras amarillentas que caen sin dejar cicatriz.

2. Cuarta y última fase de la mitosis, en la cual se forman los dos nuevos núcleos y el citoplasma se divide en dos.

3. Término aplicado a las articulaciones interrumpidas o que tienen cavidades sinoviales y se mueven libremente.

5. Sustancia contenida en el lisosoma que fija el hierro y otros metales que son necesarios para el crecimiento bacteriano.

7. Moverse de un lugar a otro girando sobre un eje vertical.

CRUCIGRAMA 69

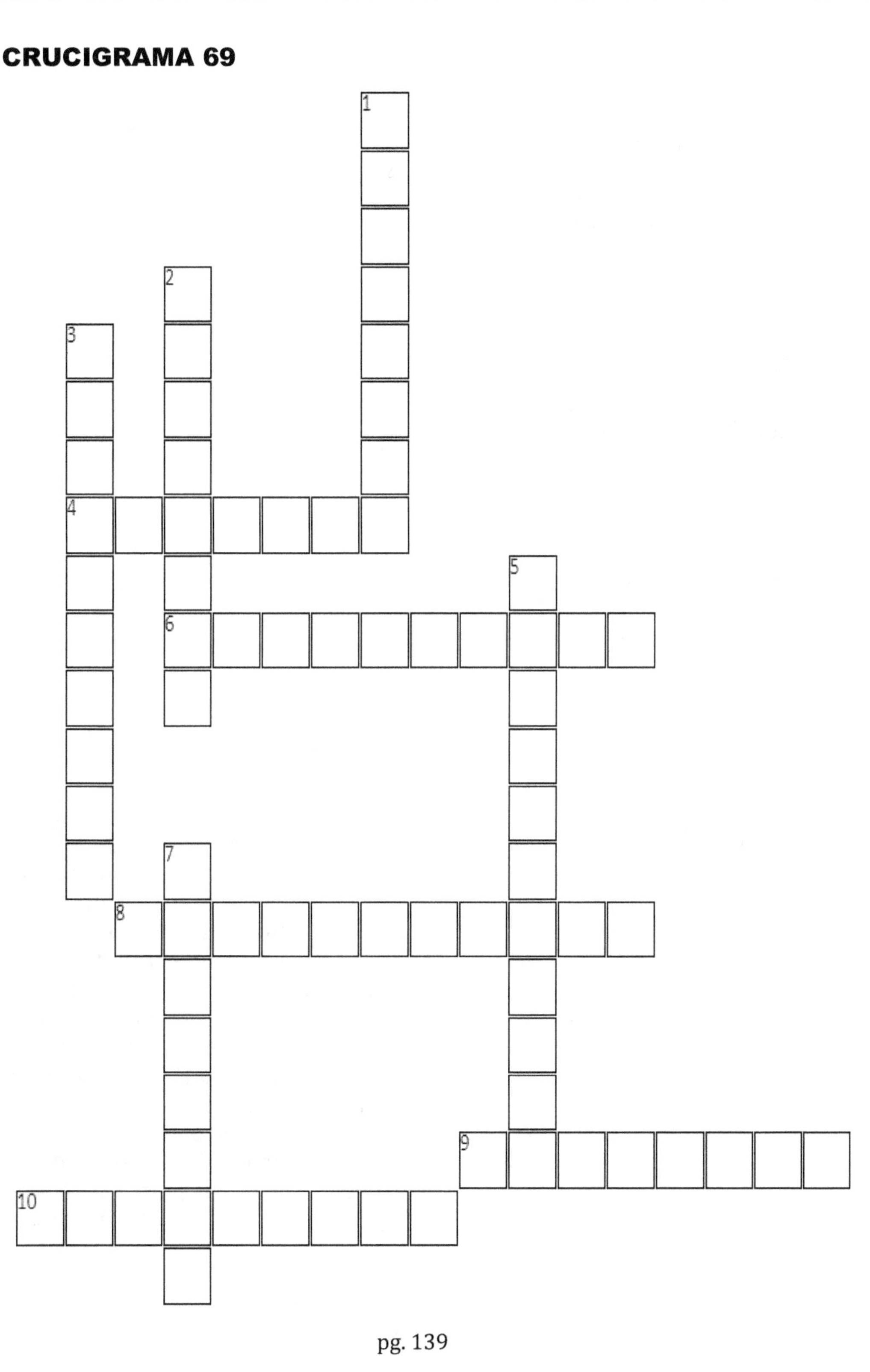

HORIZONTAL

1. Cualquier agente invasor que sea susceptible de desencadenar una respuesta inmune con la formación de anticuerpos.

3. Músculo de la masticación, rectangular, grueso, situado sobre la cara lateral de la rama de la mandíbula.

7. Desgaste de los dientes como consecuencia de los movimientos de la masticación.

9. Término para referirse a los primeros estadíos del desarrollo del pene. Indica relación con el pene.

10. Cada uno de los orificios anteriores de las fosas nasales que les sirven de comunicación con el exterior, rodeada de la aleta y el tabique nasal.

VERTICAL

2. Condición de poseer un perfil facial recto o casi vertical.

4. Facultad de apreciar los objetos por medio de los órganos de los sentidos.

5. Región o zona donde se presentan las condiciones apropiadas para que vivan naturalmente un animal, vegetal o microorganismo.

6. Canal formado por la superposición de una vértebra sobre otra, ocupado por la médula espinal y sus cubiertas.

8. Altura o talla de una persona medida desde los pies al vertex de la cabeza.

CRUCIGRAMA 70

HORIZONTAL

4. Se aplica en Anatomía a las estructuras que recuerdan la forma de una lengua pequeña.

5. Prefijo griego que significa todo, totalidad.

7. Rama de la Odontología que se ocupa del estudio y tratamiento de las enfermedades de la pulpa y de la región periapical de los dientes.

9. Polvo amarillo claro, derivado yodado del metano, de olor muy fuerte y se usa como antiséptico.

10. Parte por donde se empuña un instrumento.

VERTICAL

1. Lo que tiene poca duración, temporal, no permanente.

2. Órgano más extenso del cuerpo que cubre toda la superficie externa del mismo y lo protege.

3. Vómito con sangre fresca, no digerida, normalmente abundante, provocado por una distensión del estómago y procedente de una hemorragia digestiva alta.

6. Forma de administración de un fármaco o contraste que se introduce a una alta velocidad en el torrente sanguíneo, generalmente con la ayuda de un equipo inyector. Masa de alimento masticado e insalivado en estado de ser deglutido.

8. Percepción de un olor desagradable que no existe.

CRUCIGRAMA 71

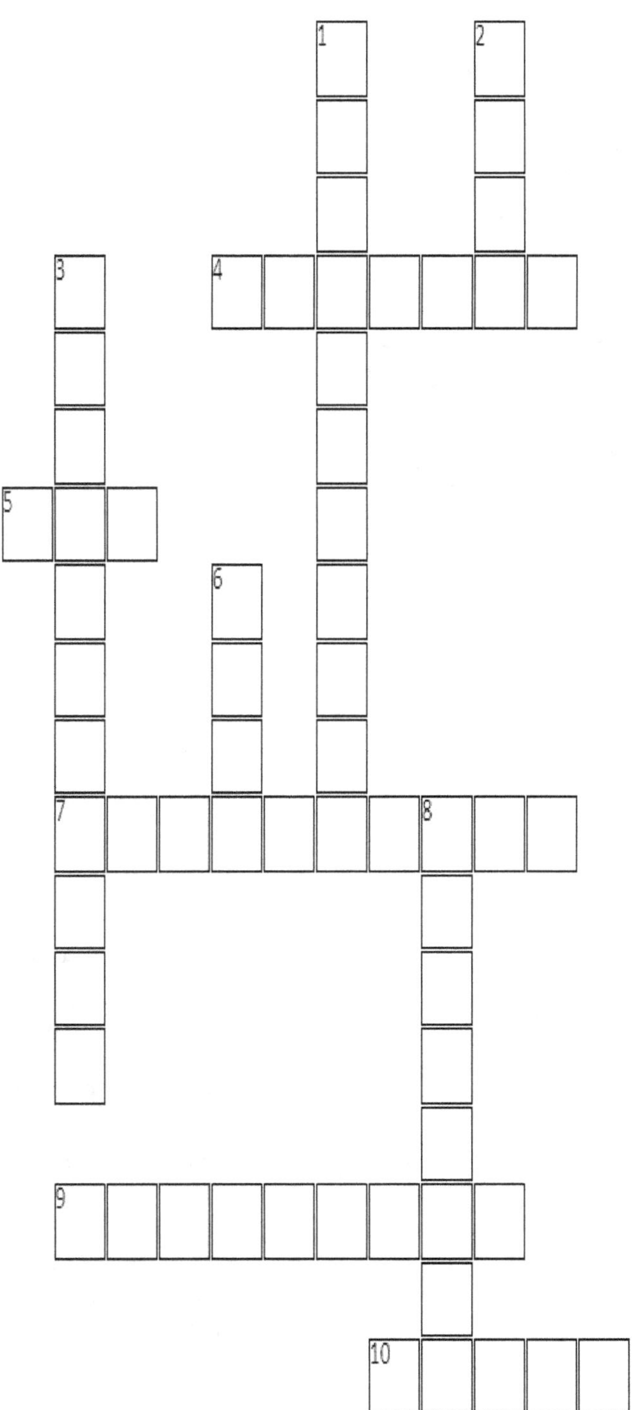

HORIZONTAL

4. Material expulsado mediante la tos, procedente de los pulmones, contiene moco, restos celulares o microorganismos, y en ocasiones, sangre o pus.

6. Sufijo griego que significa sutura, costura.

7. Proceso que comprende la diferenciación y formación del esmalte dentario.

9. Término utilizado para indicar la acción común o coordinada de los músculos para la realización de un movimiento preciso.

10. Lo que se dirige hacia abajo.

VERTICAL

1. Expulsión ruidosa de gases por el ano, también llamado flato.

2. Término aplicado a algunas estructuras que constituyen el revestimiento externo de un órgano.

3. Proceso de formación y desarrollo normal de las células sanguíneas que tiene lugar en la médula roja de los huesos.

5. Agujero, meato, cualquier otra perforación que da paso a un vaso, nervio o que permite la entrada a una cavidad.

7. Trastorno neurológico caracterizado por movimientos involuntarios, lentos y ondulatorios, predominantemente en los pies, las manos y la cabeza.

CRUCIGRAMA 72

HORIZONTAL

1. Lo que se encuentra situado o relacionado con o sobre el lado derecho del cuerpo.
4. Que es principal, culminante, de mayor importancia o máximo interés. Que es muy frío, frialdad glacial.
7. Expulsión de la placenta y demás membranas después de la salida del feto.
9. Inflamación de uno o más folículos pilosos.
10. Membrana fibroserosa que rodea al corazón y la raíz de los grandes vasos y los separa de las estructuras vecinas.

VERTICAL

2. Relacionado o que ocurre en un lugar circunscripto. Agente o medicamento que se aplica por fuera o sobre la superficie externa del cuerpo.
3. Tejido embrionario situado entre el endodermo y el ectodermo, del cual se derivan los tejidos conjuntivos y circulatorios.
5. Hierva silvestre de la familia Plantagináceas, se utiliza en gargarismo contra las aftas bucales y las afecciones de garganta, también es antiflogístico.
6. Parto que presenta dificultades para la expulsión del feto.
8. Disminución del número de leucocitos neutrófilos en la sangre.

CRUCIGRAMA 73

HORIZONTAL

4. Prefijo griego que se utiliza con la significación de extraño, raro, extranjero.

5. Capa epitelial que reviste la superficie interna del corazón, los vasos sanguíneos y linfáticos, formado por células aplanadas y dispuestas en una sola capa.

7. Alteración intestinal caracterizada por una evacuación líquida, frecuente y a menudo con mayor volumen de las deposiciones.

9. Aumento patológico del tamaño del hígado.

10. Prefijo griego que indica saliva.

VERTICAL

1. Parte de la Anatomía que tiene por objeto el estudio del sistema óseo, sus relaciones con otras partes del organismo, sus procesos de filogénesis y ontogénesis.

2. Modificación regresiva de un órgano u organismo. Retroceso en la marcha o evolución de un proceso.

3. Estrechamiento o constricción observada en un vaso sanguíneo, más frecuentemente en la arteria aorta.

6. Sensación auditiva inarticulada, generalmente desagradable.

8. Término genérico aplicado a las estructuras anatómicas que tienen forma de techo combado.

CRUCIGRAMA 74

HORIZONTAL

1. Término aplicado a las estructuras que unen a los órganos entre sí, puede ser normal como la intertalámica o patológica como en las cicatrices.

6. Glándula salival de mayor tamaño, de tipo seroso y situada en la fosa retromandibular.

7. Solución de continuidad en un tejido del organismo, con pérdida de sustancia debido a un proceso necrótico de poca o ninguna tendencia a la cicatrización.

9. Materia compuesta que no pertenece a los compuestos carbónicos, sin vida.

10. Falta o irregularidad de los movimientos voluntarios, incoordinación de las funciones, especialmente de los músculos.

VERTICAL

2. Fenómeno en virtud del cual un órgano pierde su turgencia o estado de solidez.

3. Órgano retroperitoneal, situado en el polo superior y borde medial del riñón que produce hormonas esteroideas, epinefrina y norepinefrina. Que está situado por encima del riñón.

4. Proceso de formación de las células sexuales, comprende la ovogénesis en la mujer y la espermatogénesis en el hombre.

5. Articulación que une el pie con la pierna, sinovial compuesta del tipo gínglimo o troclear, también llamada tobillo.

8. Secreción y excreción de leche por las glándulas mamarias.

CRUCIGRAMA 75

HORIZONTAL

3. Proteína de los eritrocitos, de color rojo característico que contiene el grupo hemo y transporta el oxígeno de los pulmones a los tejidos.

4. Término aplicado a la desviación de un órgano de su posición normal. Se aplica al cambio de la postura fetal que tiene una presentación anormal.

6. Todo lo que se refiere a la boca. Que se expresa con palabras habladas y no escritas

8. Sufijo griego usado para indicar la extirpación, retirada o ablación de un tejido o parte del cuerpo.

10. Deposición de sales de calcio o materia calcificada en los tejidos del cuerpo durante el crecimiento en la formación del hueso o como resultado de un disturbio patológico.

VERTICAL

1. Condición por la que los dientes son extraordinariamente grandes o más grande de lo habitual.

2. Se dice del eje anteroposterior y del plano que divide el cuerpo en dos mitades simétricas. Sutura que une a los huesos parietales en la línea media del cráneo, con forma de saeta o flecha.

5. Rama de la Medicina que trata el origen y desarrollo del individuo, así como de sus relaciones con el medio interno y externo.

7. Orificio que marca el paso de la cavidad bucal a la orofaringe. Parte posterior de la boca de los mamíferos.

9. Porción del intestino grueso extendido desde el ciego hasta el recto.

CRUCIGRAMA 76

HORIZONTAL

1. Enfermedad hereditaria caracterizada por deficiencia en los mecanismos de coagulación de la sangre, provocando hemorragias copiosas y difíciles de detener.

5. Facultad de los seres vivos y los órganos de modificarse hasta llegar al perfecto estado funcional mediante el crecimiento y la maduración.

6. Divertículo de la pared de la cavidad del saco vitelino que penetra en el pedículo de fijación, interviene en la formación de la vejiga y el uraco, y en la formación en etapa temprana de la sangre y vasos sanguíneos.

8. Grande, amplio, vasto, de gran importancia.

10. Aparato metálico cuyo cierre es hermético y se utiliza para esterilizar en vapor de agua sometido a alta presión.

VERTICAL

2. Falta o ausencia de espermatozoides en el semen.

3. Término utilizado con la significación de obstáculo, impedimento, previene, separa o limita.

4. Cuerpo con dos superficies excavadas o cóncavas opuestas.

7. Tratamiento de ciertos estados psiconeuróticos con trabajo, actividad física o manual, como medio de readaptación social.

9. Átomo que pertenece al mismo elemento químico que otro, tiene su mismo número atómico (protones) pero distinta masa atómica (neutrones), se utiliza para ciertos procedimientos y exámenes médicos.

CRUCIGRAMA 77

HORIZONTAL

2. Sutura en que la superficie articular está cortada a bisel, como ocurre entre el hueso parietal y la escama del temporal.

5. Terminación nerviosa o receptor que se excita por los cambios de temperatura.

6. Término utilizado para designar a la estructura que se cierra o abre para dar paso a un líquido en un sentido, como en los vasos sanguíneos o linfáticos.

9. Constitución genética hereditaria interna de un organismo, sin tener en cuenta su aspecto externo.

10. Temperatura orgánica por encima de lo normal. Estado febril.

VERTICAL

1. Término aplicado al esqueleto de la cabeza, en el caso del cráneo óseo se le debe añadir el hueso hioides.

3. Alteración en la percepción de los colores en la cual todos los objetos visibles tienen aparentemente un tono amarillento.

4. Sustancia que contiene o deriva del opio, se utiliza para tratar el dolor o para causar sueño.

7. Órgano linfoide interpuesto entre los vasos linfáticos, con forma de frijol y ayuda a combatir las infecciones.

8. La condición de estar bien lleno.

CRUCIGRAMA 78

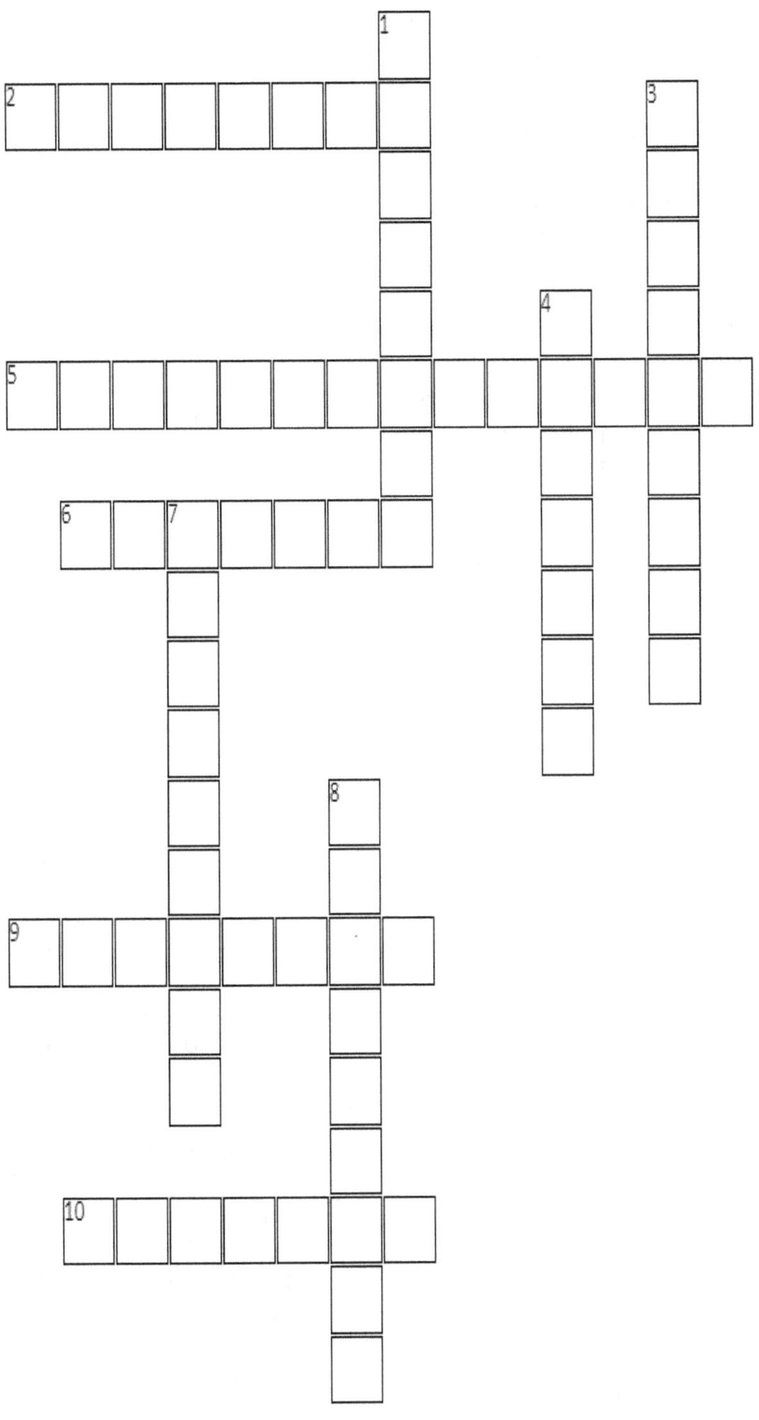

HORIZONTAL

2. Pérdida total o parcial de la capacidad para comprender la palabra escrita. Ceguera de las palabras.

5. Cambio, transformación. Término relacionado con la alquimia, física y química que consiste en la conversión de un elemento en otro.

8. Sustancia amarillenta espesa o calcárea que cubre el cuello y a veces la corona del diente, también llamado cálculo o tártaro.

9. Recipiente que tiene una forma parecida a las arcadas dentarias y sirve para la tomar impresiones dentales.

10. Célula cuya función es la resorción radicular de los dientes.

VERTICAL

1. Inflamación del hígado.

3. Expulsar los excrementos por el ano.

4. Sitio o espacio pequeño entre dos cuerpos o entre dos partes de un mismo cuerpo.

6. Expresión latina con significación de cara, rostro, superficie, aspecto o apariencia anterior, especialmente de la cara por alguna enfermedad o una estimulación externa fisiológica.

7. Que no tiene o no manifiesta síntoma alguno cuando se está produciendo un proceso morboso.

CRUCIGRAMA 79

HORIZONTAL

2. Estado de desinterés, falta de motivación o de entusiasmo en que se encuentra una persona y que muestra indiferencia ante cualquier estímulo externo.

6. Escepticismo respecto al valor de propiedades de los medicamentos. Estado del espíritu en que la vida carece de sentido y el individuo tiende a la desaparición.

8. Punta o vértice de un órgano como la parte superior del vermis del cerebelo.

9. Llámese a los dientes premolares por presentar dos cúspides y de manera similar a la válvula atrioventricular izquierda.

10. Proceso por el cual una célula se desplaza a través de los tejidos o en una superficie de placa de cultivo.

VERTICAL

1. Secreción blanda o endurecida de color amarillo en los ángulos internos de los ojos o en las pestañas, generalmente durante el sueño y producida por las glándulas sebáceas de los párpados.

3. Túnica de revestimiento seroso del útero, es una dependencia del peritoneo y está unida al miometrio.

4. Cuerpo que deja pasar los rayos X.

5. Callosidad que aparece en la piel o las mucosas y que tiene aspecto córneo.

7. Pliegue del peritoneo extendido desde el nacimiento de la arteria mesentérica superior a la fosa ilíaca derecha y mantiene en su posición a los intestinos, uniéndolos a la pared posterior de la cavidad abdominal.

CRUCIGRAMA 80

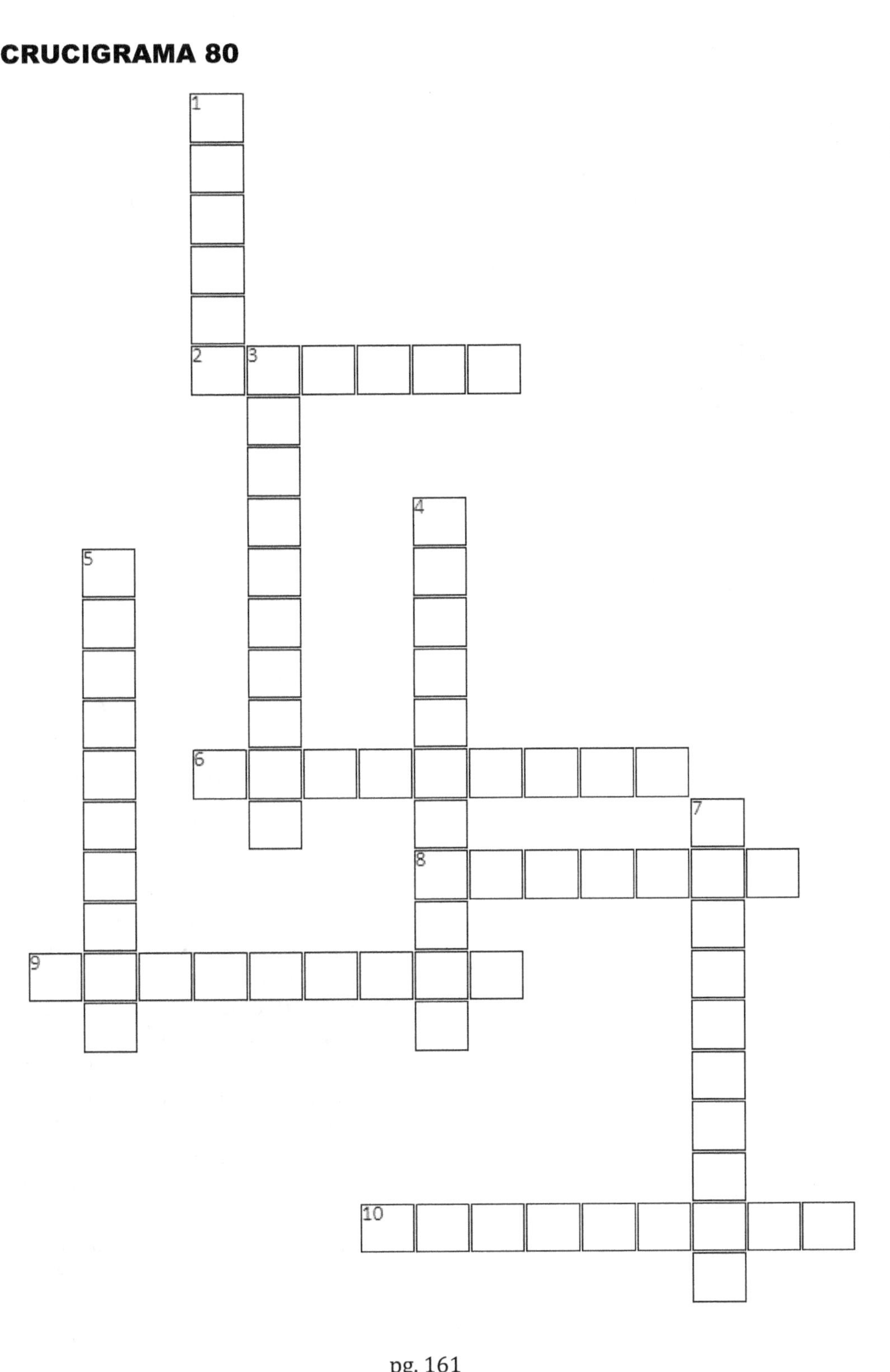

HORIZONTAL

5. Ligamento formado por fibras elásticas que se extienden entre dos láminas vertebrales contiguas.
6. Producción exagerada de sebo cutáneo con alteraciones cualitativas de su composición.
7. Término aplicado a la situación de un diente, el cual se ha quedado detenido en su proceso de erupción.
8. Uno de los elementos o causas que constituye una condición, reacción o función.
10. Segmento ordenado o área metamérica de la piel derivado de una somita e inervado por una rama cutánea o raíz nerviosa de un nervio espinal.

VERTICAL

1. Cese natural de la menstruación que ocurre entre los 45 y 55 años de edad.
2. Tratamiento por sustancias químicas, especialmente el fundado para interrumpir la formación de células cancerosas, ya sea impidiendo su multiplicación o destruyéndolas directamente.
3. Estructura que recuerda o se asemeja a la forma de una cuña.
4. Centro de estudio donde se imparte la enseñanza superior, comprende varias facultades y confiere los grados académicos correspondientes.
9. Separación gradual de una parte de su lugar normal, como la de las encías de los dientes.

CRUCIGRAMA 81

HORIZONTAL

3. Fundamento o porción de un todo. Se aplica generalmente a la parte más ancha de un órgano sobre la cual puede o no descansar.

5. Tumor benigno de adipocitos, blando, móvil, de crecimiento lento y la piel suprayacente es de apariencia normal.

8. Inflamación de los senos paranasales del cráneo por una infección u otro problema.

9. Situado o en relación con un ápice, especialmente cuando se trata de la raíz de un diente.

10. Músculo de la región posterior de la pierna, junto al sóleo forman el músculo tríceps sural, actúa como flexor plantar del pie, flexor de la pierna y es esencial en la marcha.

VERTICAL

1. Enfermedad que se caracteriza por una disminución de la densidad del tejido óseo, por agrandamiento de los espacios medulares y tiene como consecuencia una fragilidad exagerada de los huesos.

2. Exageración desordenada de los movimientos por excitación anormal.

4. Membrana blanca, gruesa, de tejido fibroso denso, sirve de cubierta a un órgano, como la que se encuentra en el testículo o la esclerótica.

6. Infección relacionada con la hospitalización o con un hospital.

7. Acción que se realiza con la cureta o legra al retirar los restos de tejidos enfermos de alguna zona del cuerpo.

CRUCIGRAMA 82

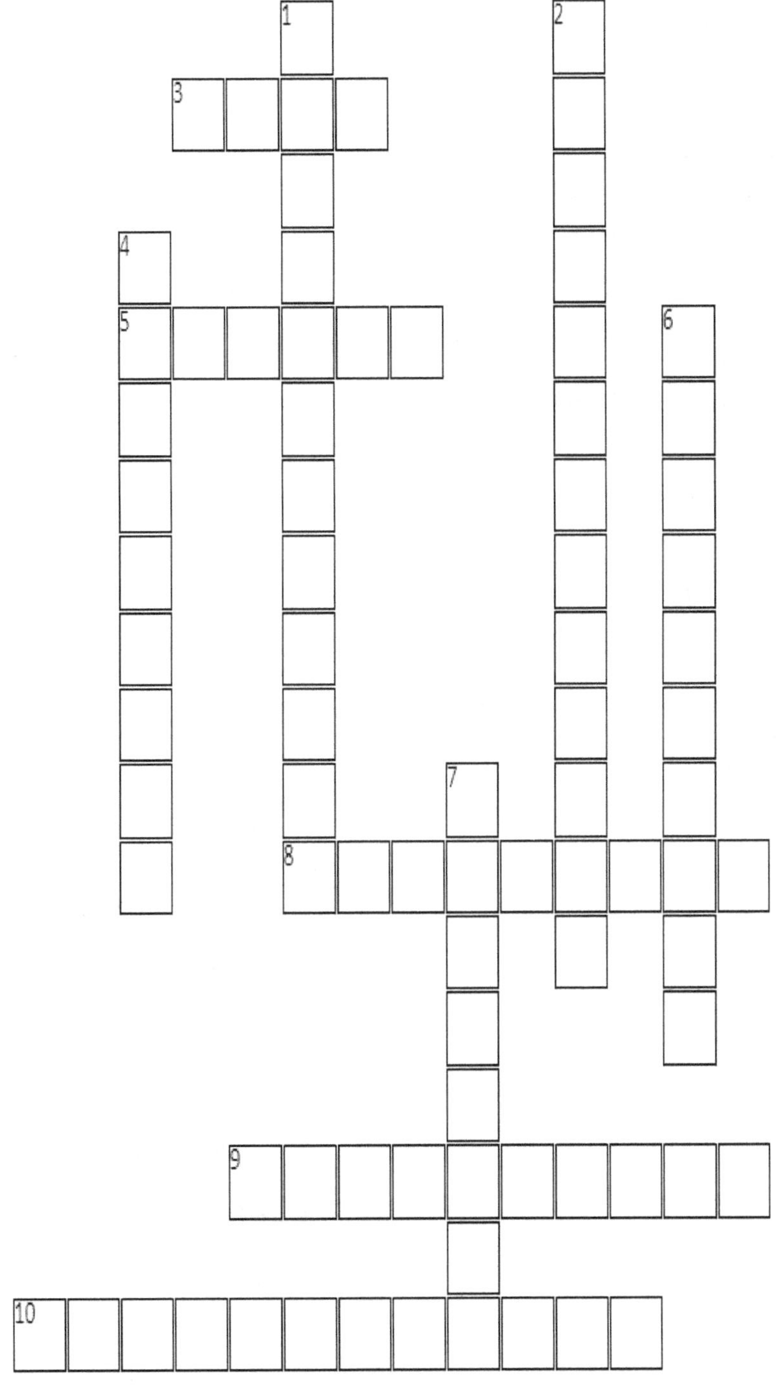

HORIZONTAL

1. Ruido ronco, áspero y grave producido durante el sueño por la vibración del velo del paladar, fundamentalmente durante la inspiración.

3. Término usado ampliamente para designar a las estructuras que tienen una forma ancha y aplanada.

5. Erupción cutánea, de color rojizo, más o menos extensa, suele ir acompañada o precedida de fiebre, es la manifestación de un gran número de infecciones y cuya lesión no desaparece con la presión del dedo.

7. Estructura cerebral situada por delante y sobre el diencéfalo, representa el nivel más alto de integración somática y vegetativa.

10. Examen de los cadáveres con vistas a definir la causa de la muerte, también llamado examen post-mortem o autopsia.

VERTICAL

2. Productor o elaborador de la orina. Que conduce la orina.

4. Fenómeno fisiológico de la vida sexual femenina que consiste en la expulsión periódica por la vagina de un óvulo maduro no fecundado con sangre y otras materias procedentes del útero.

6. Término aplicado a la capa muscular lisa de la vejiga por su función de expulsar la orina hacia el exterior.

8. Efecto acústico desagradable que resulta de la combinación de sonidos poco armónicos o de la repetición exagerada de un mismo sonido en una frase. Voz alterada, anormal.

9. Mordida abierta. Falta de oclusión al morder.

CRUCIGRAMA 83

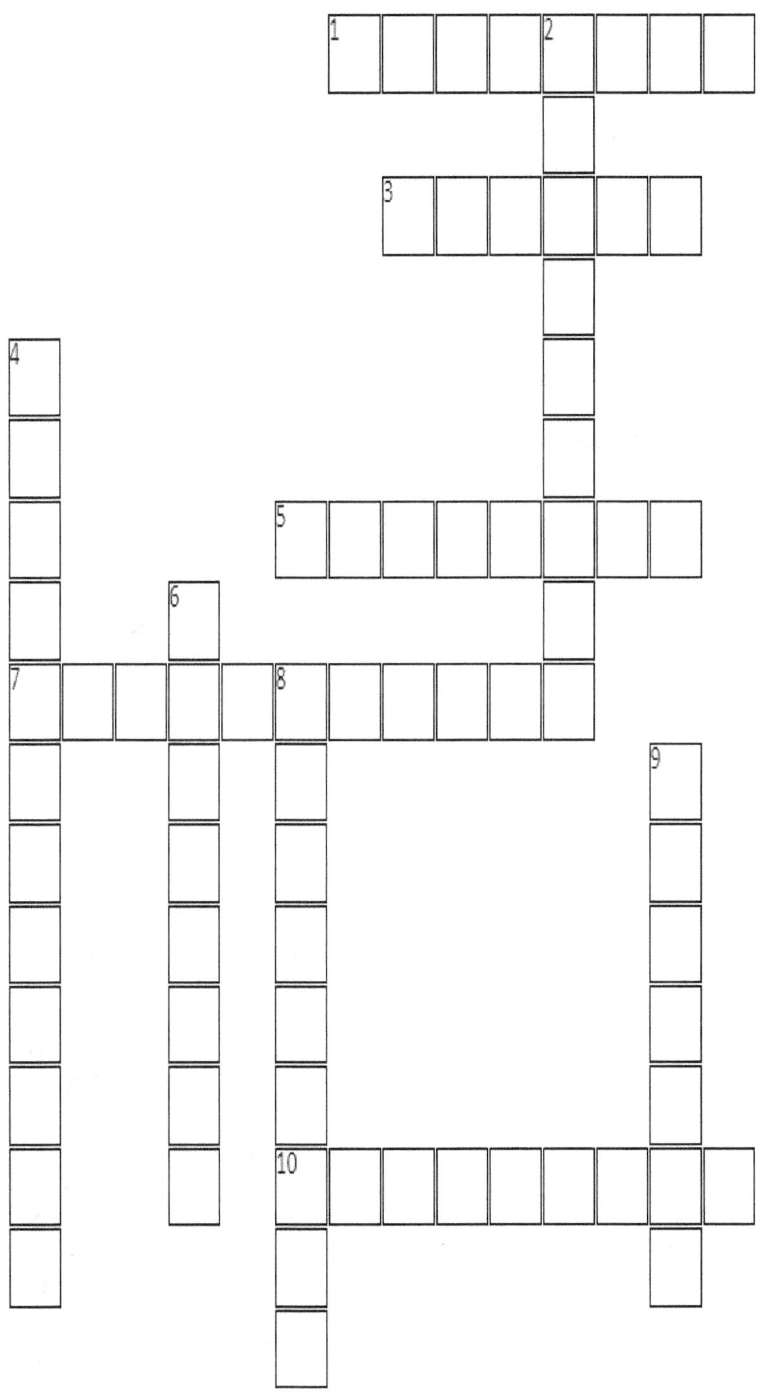

HORIZONTAL

5. Extracción o desprendimiento de una parte o de un órgano por un traumatismo, en vez de ser cortada mediante técnica quirúrgica.

6. Término aplicado a la superficie cortada, al segmento comprendido entre dos cortes y a cada una de las partes en que se divide un todo.

8. Nombre que recibe la primera vértebra cervical.

9. Anillo periférico hialino incoloro de las plaquetas sanguíneas, formado por microtúbulos que le ayuda a mantener su forma helicoidal.

10. Escisión de porciones de encía infectadas y despegadas en las infecciones periodontales.

VERTICAL

1. Acción y efecto de doblar. Movimiento articular en que los segmentos óseos se aproximan.

2. Vía alternativa de la administración de medicamentos que no constituyen la vía respiratoria o digestiva.

3. Lo que ocurre o se encuentra situado entre dos vértebras.

4. Movimiento del dedo pulgar mediante el cual con su pulpejo toca el pulpejo de cualquier otro dedo de la misma mano.

7. Prefijo griego usado con la significación de labio.

CRUCIGRAMA 84

HORIZONTAL

2. Agente o fármaco que produce sueño por su acción contra las causas que lo impiden. Que causa gran fascinación, asombro o atrae la atención de manera irresistible.

6. Prefijo griego que indica seco, árido.

7. Anomalía congénita caracterizada por la unión de dos o más dedos y por intermedio de una membrana.

8. Es la principal proteína almacenadora, transportadora y liberadora de forma controlada de hierro.

10. Detención anormalmente prolongada en su lugar natural de producción o contención de materias destinadas a ser expelidas.

VERTICAL

1. Tensión, estiramiento violento de las membranas o ligamentos de un órgano.

3. Proceso por el cual la pared de una cavidad se hunde o proyecta hacia el interior en relación con la pared opuesta, pudiendo formar una cavidad independiente y sin comunicación con la anterior.

4. Desgaste o fricción de los tejidos duros por medios mecánicos o químicos.

5. Término usado para designar un espacio circunscripto. Superficie acotada que se distingue de lo que la rodea.

9. Exceso de cuerpos nitrogenados como la creatinina y la urea en la sangre, actuando como tóxico para el cuerpo.

CRUCIGRAMA 85

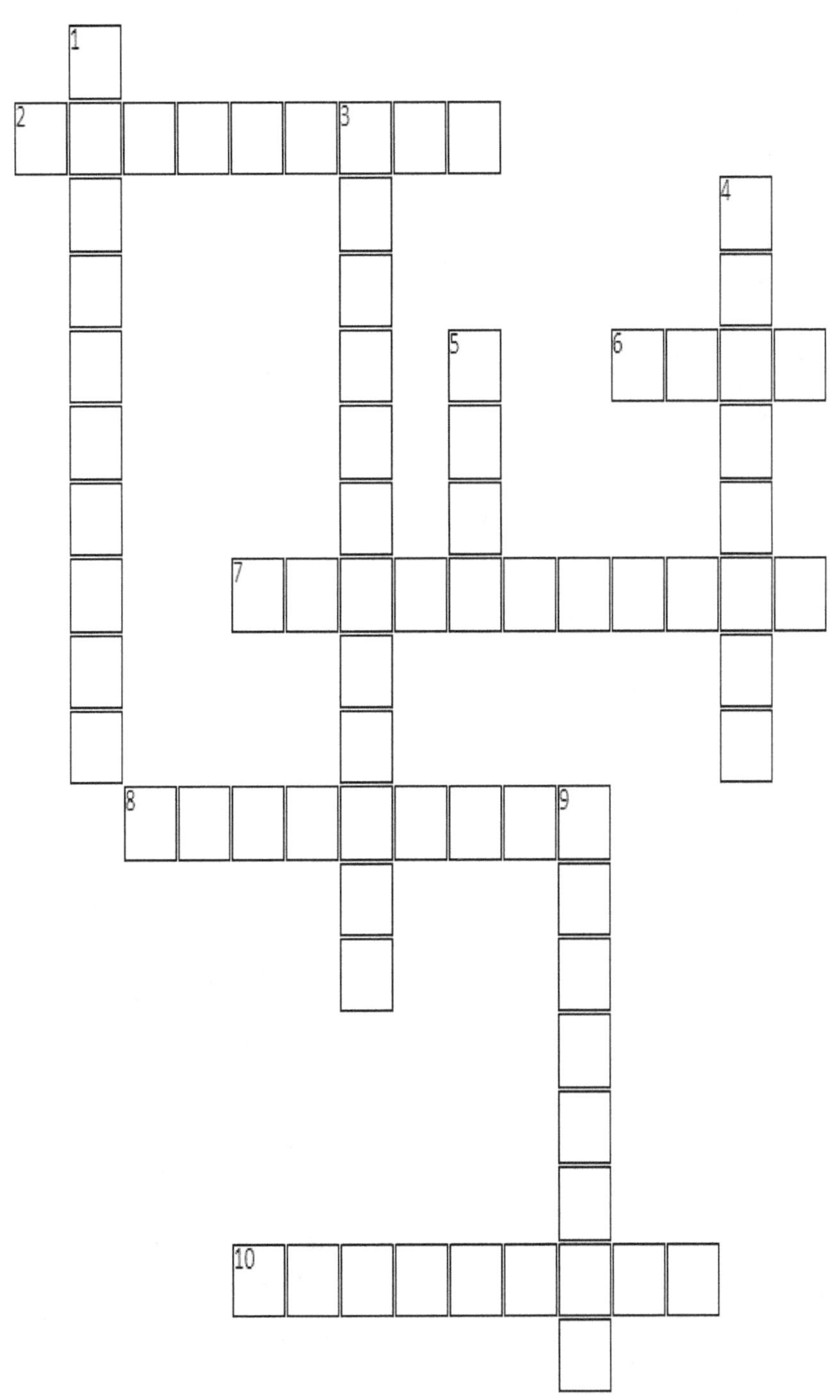

HORIZONTAL

2. Procedimiento en el cual se coloca una aguja fina o un tubo en el abdomen para extraer líquido de la cavidad peritoneal.

3. Sonido semejante al que se produce al restregar los cabellos entre los dedos o echando sal de cocina al fuego.

6. Fármaco o sustancia que provoca la dilatación de la luz del vaso sanguíneo.

8. Oxígeno condensado, de olor característico, utilizado en la esterilización del agua, como antiséptico, analgésico, para mejorar la circulación periférica, entre otras aplicaciones médicas.

9. Ciencia que se ocupa del estudio del modo de vivir de los animales y plantas, así como sus relaciones con el medio ambiente.

VERTICAL

1. Elevación marcada sobre la superficie de un órgano, especialmente de los huesos y puede adoptar diferentes formas.

4. Relativo o perteneciente a los sistemas urinario y genital.

5. Desgarro o una abertura de la piel producto de una lesión. Herida habitualmente pequeña de un órgano o tejido.

7. Vertebrado caracterizado por la presencia de glándulas mamarias que solo son funcionales en las hembras, garantiza la alimentación de la cría en las primeras etapas de la vida.

10. Inflamación de uno o ambos testículos.

CRUCIGRAMA 86

HORIZONTAL

3. Segmento óseo irregular que superpuestos constituyen la columna vertebral.

5. Aparato que se coloca en uno o ambos oídos para percibir mejor los sonidos en las personas con dificultad auditiva.

6. Individuos cuyos gametos contienen factores hereditarios diferentes.

8. Formación de depósitos calcáreos en la superficie de los tejidos.

10. Vicio de pronunciación que consiste en dificultad de emisión, interrupción y repetición espasmódica de las sílabas.

VERTICAL

1. Gran masa del sistema nervioso central que ocupa la cavidad del cráneo cerebral, constituido por el cerebro, el cerebelo y el tronco encefálico.

2. Inclinación o desviación hacia atrás de todo el órgano en el cuerpo, se puede observar en el útero.

4. Sensación de cansancio o fatiga, astenia.

7. Músculo que forma un anillo o círculo alrededor de un orificio natural, actúa como esfínter.

9. Unión entre dos o más huesos, con o sin movimiento.

CRUCIGRAMA 87

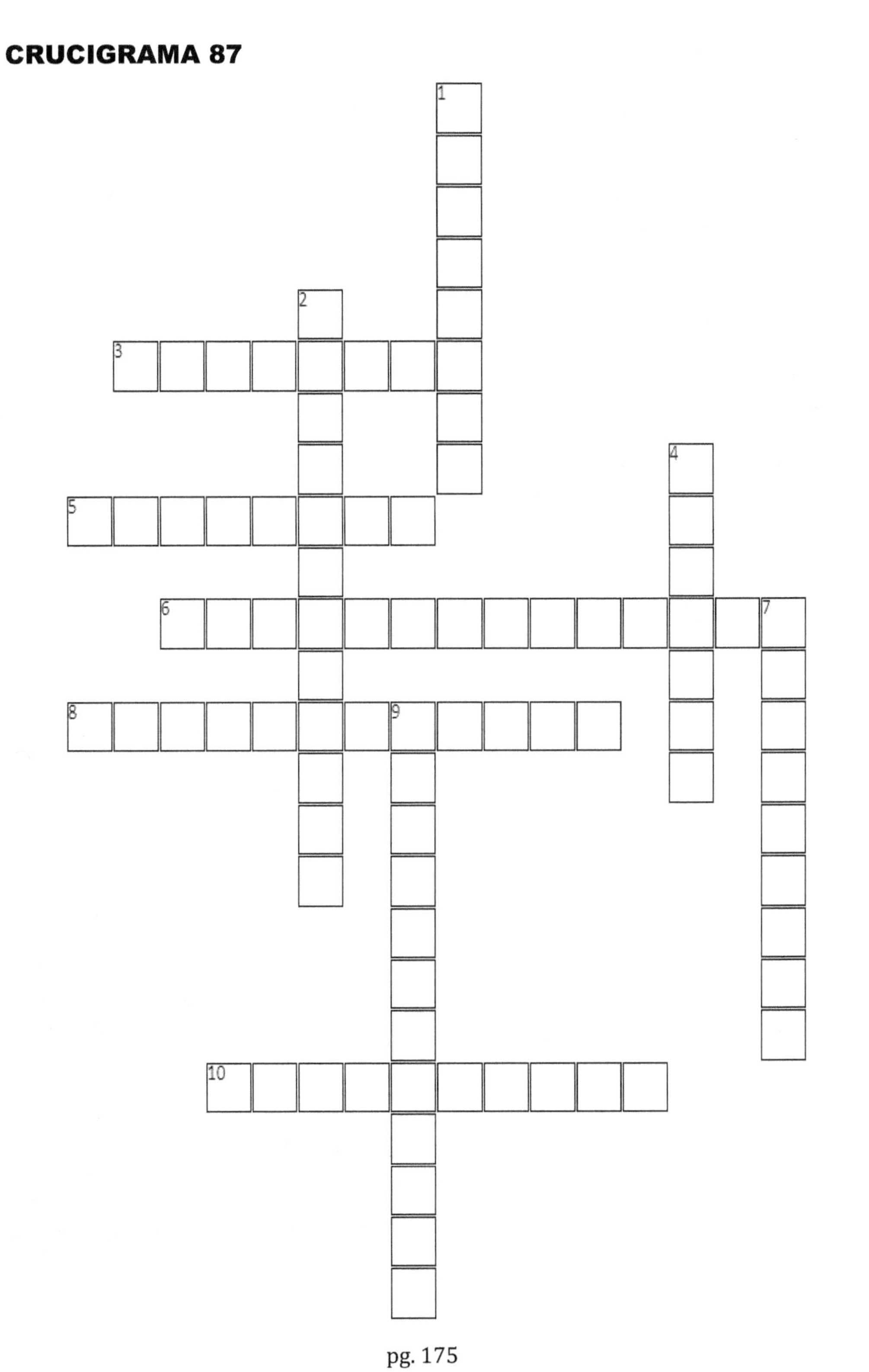

HORIZONTAL

4. Trastorno digestivo caracterizado por una digestión lenta, laboriosa y difícil, con síntomas como náuseas, dolor de estómago, ardor y flatulencia.

5. Dispositivo de acero, alambre, acrílico u otro material utilizado en la fijación de dos partes separadas o desplazadas.

7. Especialidad médica que trata las enfermedades propias de la vejez.

9. Parte superior del cuerpo del hombre donde se encuentran los primeros segmentos de las vías aéreas y digestivas, y los órganos de los sentidos.

10. Condición que tienen los tejidos y órganos de percibir las sensaciones.

VERTICAL

1. Dilatación permanente de uno o varios bronquios que puede ser congénita o causada por una bronquitis.

2. Tamaño anormalmente pequeño del cuerpo o una parte de este.

3. Ciencia que tiene por objeto el estudio de las malformaciones congénitas, sus causas y tratamientos.

6. Inflamación de las articulaciones de los huesos.

8. Pequeña mancha, en forma de punto rojo que aparece en la piel y raramente en la mucosa, debida a la efusión de sangre, no desaparecen con la presión de los dedos.

CRUCIGRAMA 88

HORIZONTAL

1. Condición de lumen o luz de un conducto o vaso que tiene una obstrucción.
3. Engrosamiento de la fascia que impide que los tendones, al contraerse sus músculos, deformen la superficie del brazo o la pierna y pierdan eficacia.
4. Secreción acuosa de las glándulas lagrimales que mantienen la humedad de la córnea y la conjuntiva.
8. Residuos o restos de un cuerpo desorganizado, células o tejidos.
10. Extravasación de la sangre en el interior de los tejidos como resultado de una contusión sin solución de continuidad de la piel. Hematoma.

VERTICAL

2. Erección de la papila o pezón producido por la contracción de las fibras musculares lisas subyacentes en la piel de la areola.
5. Acción de introducir aire u otra sustancia gaseosa en los pulmones, inhalar. Extracción de líquidos o gases mediante un dispositivo de succión.
6. Aliento fétido.
7. Semejanza de caracteres con los antepasados, características heredadas de progenitores remotos y no vistos en los padres actuales.
9. Cada una de las mitades del telencéfalo y del cerebelo.

CRUCIGRAMA 89

HORIZONTAL

3. Flaco, que está delgado. Carne sin grasa.

4. Capacidad para percibir estímulos externos o internos mediante determinado órgano.

7. Transmisión de determinada enfermedad, por lo general infecciosa, de un individuo a otro o de un animal a un ser humano.

8. Segmento distal de la extremidad inferior del cuerpo humano, constituye su estructura de apoyo y se divide en tarso, metatarso y dedos.

10. Pliegue membranoso o cutáneo que sostiene o limita los movimientos de la estructura en la cual se encuentra insertado.

VERTICAL

1. Enfermedad inflamatoria de tipo crónica en las superficies cutáneas del codo, rodilla y cuero cabelludo, de origen autoinmunitario, produce lesiones escamosas engrosadas e inflamadas.

2. Que actúa por intermedio de la acetilcolina.

5. Obstrucción de una vena o una arteria producida por un coágulo sanguíneo, burbuja de aire, gota de grasa, acúmulo de bacterias, células tumorales que viaja por la sangre.

6. Lo que ocurre o se encuentra por debajo de la cavidad orbitaria.

9. Reposo de un sedimento, una acumulación como se observa en las sustancias calcáreas.

CRUCIGRAMA 90

HORIZONTAL

3. Constituye la punta del mentón
o de la barba.
5. Presencia de cálculos en alguna
vía excretora del cuerpo,
especialmente en las urinarias,
biliares y glándulas salivales.
7. Parte de la Odontología que
trata de las extracciones dentarias.
9. Grupo de enfermedades
cutáneas de origen genético,
provoca que la piel se vuelva seca
y escamosa.
10. Especialidad médica que
estudia y trata los tumores, con
especial atención a los malignos.

VERTICAL

1. Que tiene forma de hongo.
2. Acción y efecto de multiplicación
rápida de microorganismos que se
extienden en un sitio determinado.
4. Sentido del olfato.
6. Contracción del eritrocito
cuando se coloca en una solución
hipertónica.
8. Acto que consiste en la
introducción del pene en la vagina.
Acto sexual.

CRUCIGRAMA 91

HORIZONTAL

4. Extirpación de una parte del cuerpo, tejido o eliminación de su función mediante una cirugía, por medios físicos o químicos.

5. Medicamento líquido o pastoso que se unta en una parte del cuerpo y sirve para aliviar dolores.

7. Es una tesis aceptada a ciegas por simple creencia, sin crítica y sin tener en cuenta las condiciones de su aplicación.

9. Ciencia que tiene por objeto el estudio de la herencia, su origen y comportamiento durante el desarrollo.

10. Relativo o semejante al suero.

VERTICAL

1. Lo que se encuentra situado paralelo o al lado de las cavidades nasales.

2. Comprende la primera etapa de la digestión que consiste en triturar los alimentos con los dientes.

3. Aumento del tono o la tensión, especialmente el aumento de la presión sanguínea (arterial).

6. Contracción brusca, involuntaria, persistente y dolorosa de las fibras musculares.

8. Porción inferior del hueso esternón.

CRUCIGRAMA 92

HORIZONTAL

2. Propiedad de las células y tejidos orgánicos de captar líquidos y sustancias disueltas.

4. Proceso por el cual hay una marcada disminución del tamaño o diámetro pupilar.

6. Enfermedad autoinmune que puede dañar muchas partes del cuerpo como las articulaciones, piel, riñones, corazón, pulmones, entre otras.

8. Que es venenoso, tóxico o dañino para el riñón.

10. Anemia hemolítica hereditaria, donde predomina la hemoglobina tipo S.

VERTICAL

1. Hormona liberada por la neurohipófisis que tiene la propiedad de provocar contracciones uterinas y estimular la subida de la leche.

3. Término utilizado para designar a las cavidades cerradas dentro del cuerpo, especialmente las sinoviales.

5. Contención o penetración de una cosa o parte dentro de otra.

7. Procedimiento por el cual se asegura la salida de líquidos de una herida, absceso o cavidad.

9. Desviación de la línea visual normal de uno o ambos ojos, de forma que los ejes visuales no tienen la misma dirección, también llamada bizquera.

CRUCIGRAMA 93

HORIZONTAL

2. Acto de comer de forma acelerada o rápida.

5. Refiriéndose a la lengua, indica que esta se inclina hacia delante o se proyecte fuera de la boca.

7. Estado de conmoción de intensidad variable que aparece repentinamente y que puede o no dejar secuelas.

8. Porción posterior de la capa media o vascular del globo ocular, situada entre la retina y la esclerótica.

10. Término utilizado para señalar las estructuras que se encuentran en la línea media.

VERTICAL

1. Cada uno de los elementos anatómicos finos y largos que entra en la composición de los tejidos orgánicos.

3. Trastorno alimentario que causa que las personas pierdan más peso de lo que se considera saludable para su edad y estatura. Falta de apetito.

4. Constituye la entrada a una cavidad o a un órgano hueco.

6. Red o plexo pequeño y fino, malla diminuta que aparece en algunas células y tejidos.

9. Individuo que posee inclinación sexual por otro del mismo sexo.

CRUCIGRAMA 94

HORIZONTAL

2. Período de relajación y dilatación del corazón o de las arterias, se produce cuando la sangre oxigenada entra en ellas.

3. Período de mayor intensidad como en el curso de un ataque febril o enfermedad. Punto culminante o de mayor satisfacción de la excitación sexual en las zonas erógenas o sexuales.

5. Variedad de espiroqueta que actúa como el agente causal de la leptospirosis.

8. Inflamación de la córnea del ojo.

10. Enfermedad respiratoria contagiosa provocada por la influenza virus que infectan la nariz, la garganta y en algunos casos los pulmones.

VERTICAL

1. Inclinación irresistible por una determinada persona o cosa. Amor, afinidad. En oposición a fobia.

3. Dispositivo tubular estrecho y alargado que puede ser introducido dentro de un tejido, permiten la inyección de fármacos, drenaje de líquidos o acceso de otros instrumentos médicos.

6. Nombre que recibe la segunda vértebra cervical.

7. Músculo situado en la lengua, par, voluminoso, triangular, anteriormente se inserta en la espina geni o mentoniana superior de la mandíbula.

9. Médico especialista que evalúa y trata personas que tienen problemas para comunicarse y para tragar.

CRUCIGRAMA 95

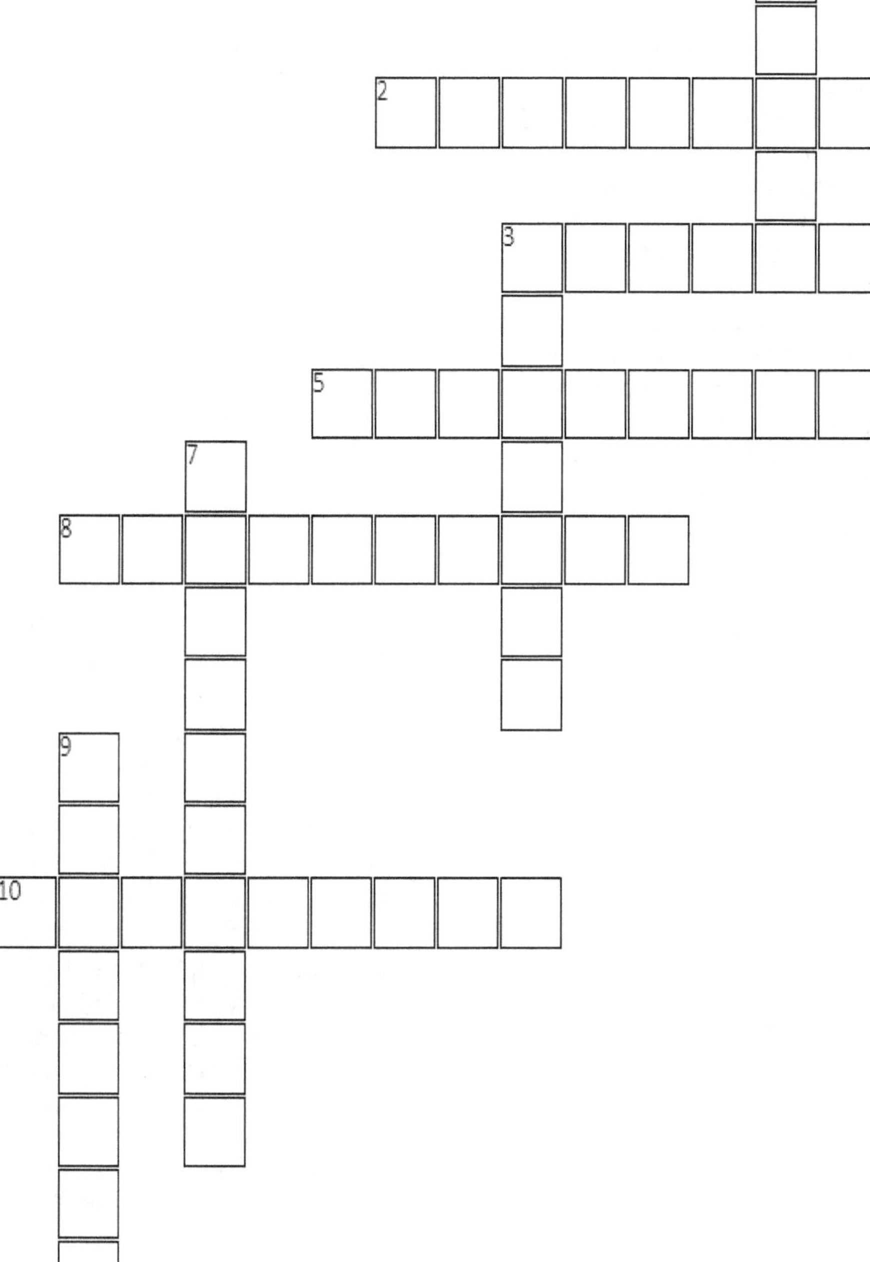

HORIZONTAL

4. Estudio sobre las causas de las cosas. Parte de la Medicina que estudia el origen o las causas de las enfermedades.

5. Instrumento de acero muy finamente estriado transversalmente, alisa los bordes libres de los huesos y se emplea en tratamientos endodónticos.

8. Abolición o disminución de los movimientos de las articulaciones móviles.

9. Hormona sexual que interviene en la aparición de los caracteres sexuales femeninos, producida principalmente por los ovarios.

10. Región superior y lateral del abdomen (derecho e izquierdo) a cada lado del epigastrio.

VERTICAL

1. Excreción excesiva de saliva por la boca como resultado de un aumento de su producción. Hipersalivación.

2. Dilatación anormal y permanente de la pupila, por contracción del músculo dilatador de la pupila del iris, es una acción simpática.

3. Órgano muscular cavitario, el principal del sistema cardiovascular y actúa como una bomba aspirante e impelente.

6. Rechazo, aversión o temor a los extranjeros.

7. Deseo de satisfacer una necesidad orgánica, especialmente de alimentarse. Ganas de comer.

CRUCIGRAMA 96

HORIZONTAL

3. Halógeno gaseoso de olor sofocante y desagradable, de color amarillo verdoso, símbolo químico F e indispensable en la dieta diaria.

6. Término empleado para describir algunas cavidades del cuerpo, en el corazón, cerebro y médula espinal.

8. Prolongación filiforme del cuerpo de la neurona que termina en una ramificación que está en contacto con células musculares, glandulares o con otras células nerviosas, y por la cual circulan los impulsos nerviosos.

9. Instrumento metálico en forma de pinza, muy fuerte y resistente que se utiliza para la extracción de los dientes o fetos en partos difíciles.

10. Sustancia que bloquea el inicio de la formación de radicales libres y participa de la curación de las lesiones producidas por los mismos.

VERTICAL

1. Medicamento compuesto de una o más sustancias disueltas o diluidas en algún líquido, pulverizadas o mezcladas que se emplea en el tratamiento de las enfermedades de los ojos.

2. Nombre genérico de los tumores pigmentados o tumores formados por células que contienen abundante melanina.

4. Sustancia que imita la acción de los receptores adrenérgicos B.

5. Glándula pequeña de forma ovalada, situada en la silla turca que produce varias hormonas, entre ellas la del crecimiento.

7. Que está o se pone en el interior de una vena.

CRUCIGRAMA 97

HORIZONTAL

2. Envase unitario para varios manufacturados pequeños que consiste en un soporte de cartón sobre la que va pegada una lámina de plástico transparente con cavidades donde se alojan los distintos artículos.

3. Perteneciente o relativo a la superficie posterior de la rodilla.

5. Hidrocarburo que se obtiene de la hulla, utilizado como antiséptico local, en microscopía se usa como aclarante en las preparaciones microscópicas a observar.

8. Aumento o exageración de la gravedad de un síntoma o enfermedad.

9. Glóbulo rojo falciforme, caracterizado por la forma de medialuna o de hoz, es propio de la Sicklemia.

VERTICAL

1. Engrosamiento anormal del cemento dental que ocurre generalmente en el ápice radicular.

4. Lo que se asemeja a la letra sigma, estructura que tiene la forma de una "S" alargada (itálica).

6. Mancha amoratada que se forma alrededor de los ojos o bajo del párpado inferior como consecuencia del cansancio, el insomnio o una enfermedad.

7. Cada uno de los tabiques que desde las cápsulas o envolturas de los órganos parenquimatosos se dirigen a la sustancia de este formando la parte esencial del estroma.

10. Ciencia dedicada a la clasificación y nomenclatura de los seres vivos, proporciona el método que permite la designación específica de los mismos.

CRUCIGRAMA 98

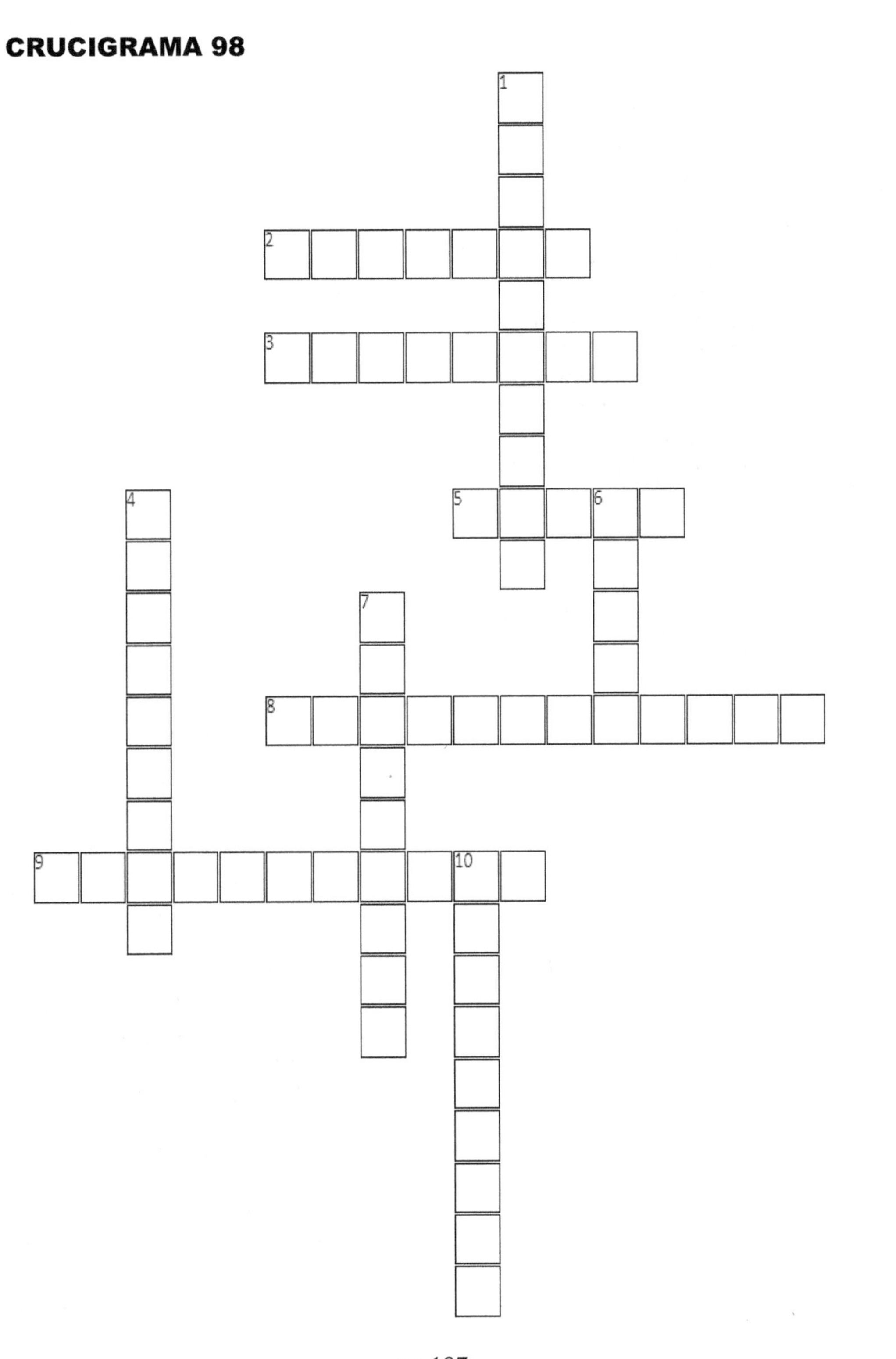

HORIZONTAL

4. Local con todas las condiciones necesarias y exigidas para realizar las operaciones quirúrgicas.

5. Vuelta que se da alrededor de un centro, en el cerebro se le llama también giro y está limitada por surcos.

8. Estado emocional anormal ocasionado generalmente por el desarrollo de cambios anímicos, químicos o estructurales en los tejidos del cuerpo, dando origen a una actividad en los sistemas aferentes.

9. Alteración en el sentido del equilibrio caracterizado por sensación de inestabilidad y de movimiento rotatorio del cuerpo o de los objetos presente.

10. Período de embarazo.

VERTICAL

1. Instrumento en forma de cuchillo pequeño, de hoja fija en un mango metálico que se utilizada en cirugía para hacer incisiones sobre tejidos blandos.

2. Hueso largo que forma el esqueleto de los dedos de la mano y del pie.

3. Músculo principal, aplanado y profundo de la mejilla.

6. Dolor de cabeza intenso y persistente que va acompañado de sensación de pesadez.

7. Edificio o aula en los hospitales y facultades de medicina, en forma redonda u oval, de asientos colocados en gradas semicirculares, destinado a la enseñanza práctica de anatomía y cirugía.

CRUCIGRAMA 99

HORIZONTAL

4. Hueso sesamoideo de mayor tamaño, situado en el espesor del tendón del músculo cuádriceps femoral.

6. Masa redonda o abultamiento. Estructura biológica en forma de ampolla.

8. Disciplina filosófica que estudia el bien y el mal, sus relaciones con la moral y el comportamiento humano.

9. Deglución inconsciente de aire que llega al estómago y causa distensión abdominal, frecuentes eructos y puede causar dolor.

10. Individuo portador de un par de genes que tienden a reproducir resultados muy similares e idénticos, con respecto a los genes y al rasgo hereditario correspondiente.

VERTICAL

1. Aplicado especialmente a las bolsas sinoviales.

2. Molestia o indisposición debida a la acumulación excesiva de aire en el estómago o en el intestino.

3. Organito celular membranoso que realiza el aporte de energía para el funcionamiento y la respiración celulares.

5. Condición en la cual se presenta opacidad del cristalino del ojo.

6. Inflamación del prepucio y del glande del pene por diferentes factores, bacterias, virus, alérgenos u hongo (cándida).

CRUCIGRAMA 100

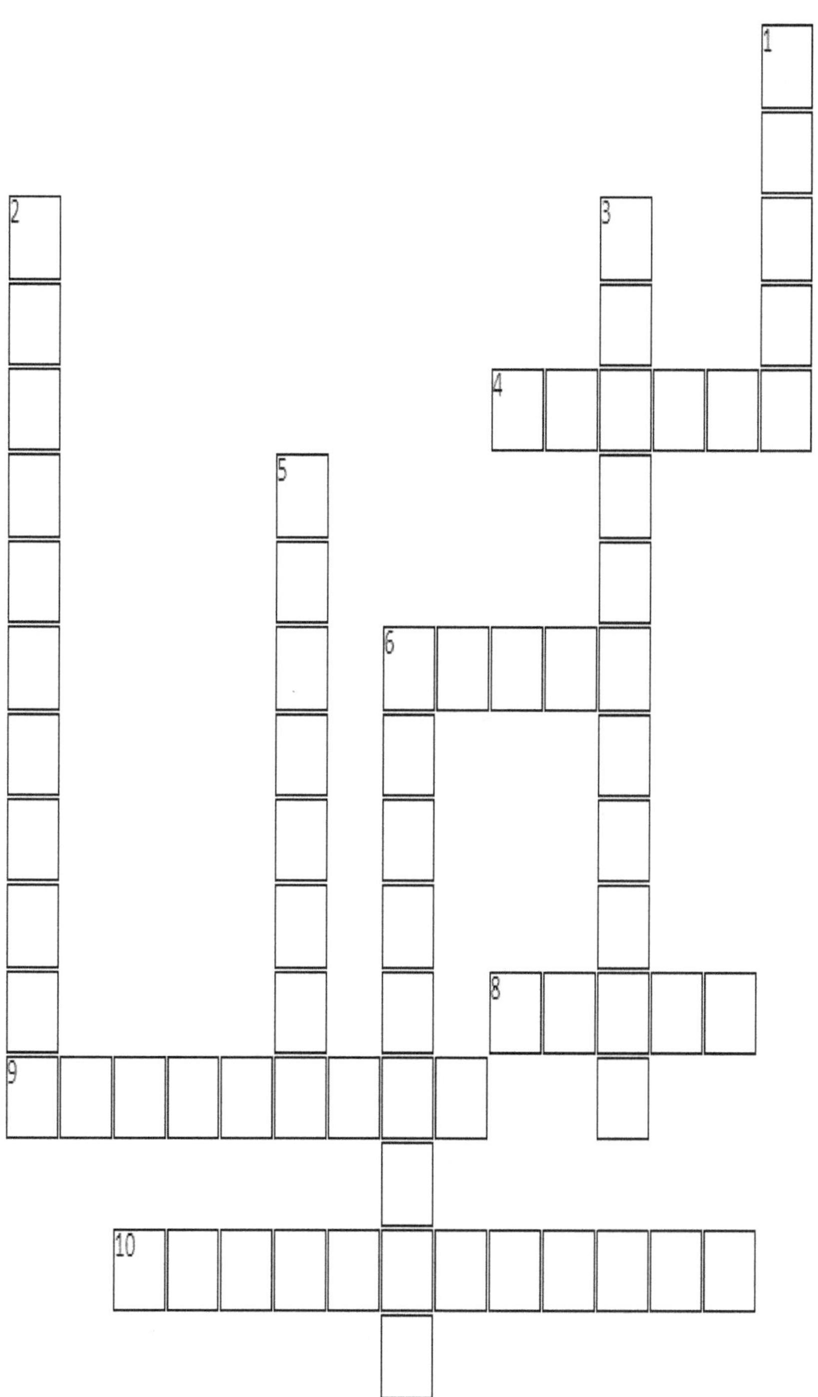

Soluciones

CRUCIGRAMA 1
HORIZONTAL:
2- Trago. 5- Zónula. 7- Quiste. 8- Oligo. 10- Episiotomía.
VERTICAL:
1- Miocardio. 3- Cristalino. 4- Aponeurosis. 6- Flato. 9- Luxación.

CRUCIGRAMA 2
HORIZONTAL:
3- Decusación. 6- Gusto. 7- Varo. 8- Úvula. 10- Parto.
VERTICAL:
1- Hígado. 2- Blefaritis. 4- Seno. 5- Nistagmo. 9- Iris.

CRUCIGRAMA 3
HORIZONTAL:
2- Ectrodactilia. 4- Antropofagia. 6- Pulmón. 9- Ictericia. 10- Náusea.
VERTICAL:
1- Cerumen. 3- Sapro. 5- Gonfosis. 7- Ruido. 8- Otitis.

CRUCIGRAMA 4
HORIZONTAL:
1- Martillo. 5- Quiasma. 8- Vello. 9- Bilirrubina. 10- Fobia.
VERTICAL:
2- Lipemia. 3- Trismo. 4- Daltonismo. 6- Uremia. 7- Hernia.

CRUCIGRAMA 5
HORIZONTAL:
2- Hiperplasia. 5- Bradicardia. 8- Sopor. 9- Olfato. 10- Ganglio.
VERTICAL:
1- Melanina. 3- Fagocitosis. 4- Caquexia. 6- Risorio. 7- Nocivo.

CRUCIGRAMA 6
HORIZONTAL:
2- Píloro. 5- Útero. 6- Diducción. 7- Talla. 10- Infra.
VERTICAL: 1- Erección. 2- Polidacria. 4- Acondroplasia. 8- Lordosis. 9- Jarabe.

CRUCIGRAMA 7
HORIZONTAL:
5- Tórax. 7- Isquemia. 8- Disnea. 9- Anastomosis. 10- Cleido.
VERTICAL:
1- Metástasis. 2- Felación. 3- Retina. 4- Paliativo. 6- Nucleótido.

CRUCIGRAMA 8
HORIZONTAL:
2- Eutanasia. 6- Hueso. 7- Glositis. 9- Vertex. 10- Bulimia.
VERTICAL:
1- Neurona. 3- Sístole. 4- Unciforme. 5- Onicofagia. 8- Laberinto.

CRUCIGRAMA 9
HORIZONTAL:
2- Nulípara. 4- Tejido. 8- Ginecomastia. 9- Pupila. 10- Uresis.
VERTICAL:
1- Idiopático. 3- Cerebelo. 5- Leucograma. 6- Fisionomía. 7- Biopsia.

CRUCIGRAMA 10
HORIZONTAL:
1- Bálsamo. 4- Yeso. 8- Mitosis. 9- Ombligo. 10- Senil.
VERTICAL:
2- Auscultación. 3- Heterocromía. 5- Dimorfismo. 6- Espéculo. 7- Lito.

CRUCIGRAMA 11
HORIZONTAL:
4- Osteoblasto. 6- Trauma. 8- Edad. 9- Hipotricosis. 10- Decúbito.
VERTICAL:
1- Acetona. 2- Fontanela. 3- Vascular. 5- Metabolismo.7- Reabsorción.

CRUCIGRAMA 12
HORIZONTAL:
4- Presbicia. 6- Íleon. 8- Supraesternal. 9- Letargo. 10. Cúspide.
VERTICAL:
1- Nefrectomía. 2- Unicelular. 3- Bronquitis. 5- Ribosoma.
7- Geotropismo.

CRUCIGRAMA 13
HORIZONTAL:
2- Peritoneo. 4- Culmen. 8- Dermatitis. 9- Incisura. 10- Metaplasia.
VERTICAL:
1- Varón. 3- Triada. 5- Horripilación. 6- Bilis. 7- Fibrilación.

CRUCIGRAMA 14
HORIZONTAL:
2- Receptáculo. 7- Lábil. 8- Receptor. 9- Omnívoro. 10- Epífisis.
VERTICAL:
1- Aberrante. 3- Supino. 4- Nutrición. 5- Gerontología. 6- Uraco.

CRUCIGRAMA 15
HORIZONTAL:
5- Deontología. 6- Cutáneo. 7- Nutación. 9- Inmunidad. 10- Radiopaco.
VERTICAL:
1- Abdomen. 2- Hipoacusia. 3- Fertilidad. 4- Tortícolis. 8- Obliteración.

CRUCIGRAMA 16
HORIZONTAL:
4- Macroglosia. 5- Periodonto. 8- Edema. 9- Uria. 10- Sífilis.
VERTICAL:
1- Gonión. 2- Biomecánica. 3- Labio. 6- Tibia. 7- Ventral.

CRUCIGRAMA 17
HORIZONTAL:
4- Neumatización. 5- Benigno. 6- Valgo. 9- Uña. 10- Costilla.
VERTICAL:
1- Jeringuilla. 2- Hábito. 3- Región. 7- Oclusión. 8- Gravidez.

CRUCIGRAMA 18
HORIZONTAL:
3- Infancia. 6- Lóbulo. 8- Zóster. 9- Aborto. 10- Deglución.
VERTICAL:
1- Fascia. 2- Pediculosis. 4- Metatarso. 5- Salpingografía.
7- Tolerancia.

CRUCIGRAMA 19
HORIZONTAL:
4- Várice. 7- Mutación. 8- Anaerobio. 9- Ósmosis. 10- Glabela.
VERTICAL:
1- Respirometría. 2- Timpanoplastia. 3- Necrosis. 5- Climaterio.
6- Hidrocefalia.

CRUCIGRAMA 20
HORIZONTAL:
4- Parásito. 6- Utrículo. 8- Basófilo. 9- Duramadre. 10- Laringe.
VERTICAL:
1- Efector. 2- Fístula. 3- Sinapsis. 5- Cotiledón. 7- Inervación.

CRUCIGRAMA 21
HORIZONTAL:
2- Giroversión. 3- Hemiplejia. 8- Nefrona. 9- Surco. 10- Cadáver.
VERTICAL:
1- Secuela. 4- Esfínter. 5- Bíceps. 6- Papila. 7- Leptorrino.

CRUCIGRAMA 22
HORIZONTAL:
1- Fecundación. 4- Venda. 7- Taqui. 9- Multípara. 10- Ovulación.
VERTICAL:
2- Dendrita. 3- Uréter. 5- Alveolitis. 6- Respuesta. 8- Impresión.

CRUCIGRAMA 23
HORIZONTAL:
1- Rubicundez. 7- Paroxismo. 8- Umbral. 9- Hemeralopía. 10- Afonía.
VERTICAL:
2- Coagulación. 3- Duodeno. 4- Sonambulismo. 5- Lipotimia.
6- Mucina.

CRUCIGRAMA 24
HORIZONTAL:
3- Trocoides. 5- Espícula. 6- Valva. 7- Gigantismo. 10- Imbibición.
VERTICAL:
1- Filogenia. 2- Quimiotaxis. 4- Bruxismo. 8- Neoplasia. 9- Obesidad.

CRUCIGRAMA 25
HORIZONTAL:
2- Uniceps. 6- Progesterona. 8- Blástula. 9- Lúcido. 10- Enfisema.
VERTICAL:
1- Fimosis. 3- Sialoadenitis. 4- Odontólogo. 5- Galactorrea. 7- Tabique.

CRUCIGRAMA 26
HORIZONTAL:
2- Yeyuno. 4- Retinosis. 7- Mórula. 8- Nictalopía. 9- Inocuo.
VERTICAL:
1- Apoptosis. 3- Vejiga. 5- Sorbo. 6- Dentina. 10- Célula.

CRUCIGRAMA 27
HORIZONTAL:
1- Sincondrosis. 4- Hermafrodita. 5- Broncograma. 7- Táctil.
10- Meningitis.
VERTICAL:
2- Nutricio. 3- Parénquima. 6- Vasculitis. 8- Infundíbulo. 9- Caries.

CRUCIGRAMA 28
HORIZONTAL:
3- Atelectasia. 4- Ano. 6- Tabaquismo. 9- Ungueal. 10- Recidiva.
VERTICAL:
1- Dólico. 2- Ectopia. 5- Oportunista. 7- Fase. 8- Lividez.

CRUCIGRAMA 29
HORIZONTAL:
2- Proteína. 3- Urología. 6- Sínfisis. 9- Macrófago. 10- Tracto.
VERTICAL:
1- Endolinfa. 4- Incisivo. 5- Cianosis. 7- Aritenoides. 8- Friable.

CRUCIGRAMA 30
HORIZONTAL:
1- Nucléolo. 6- Brazo. 7- Queilitis. 9- Obstetricia. 10- Rinorrea.
VERTICAL:
2- Limbo. 3- Gónadas. 4- Vagina. 5- Oligodoncia. 8- Hemólisis.

CRUCIGRAMA 31
HORIZONTAL:
5- Orto. 7- Malacia. 8- Habénula. 9- Parietal. 10- Dosis.
VERTICAL:
1- Cervical. 2- Anosmia. 3- Fungicida. 4- Tendón. 6- Anabolismo.

CRUCIGRAMA 32
HORIZONTAL:
2- Gen. 6- Colposcopia. 8- Nervio. 9- Íntima. 10- Linfa.
VERTICAL:
1- Calostro. 3- Escroto. 4- Biaxial. 5- Renina. 7- Sartorio.

CRUCIGRAMA 33
HORIZONTAL:
2- Lengua. 3- Catarrino. 6- Oreja. 9- Tumor. 10- Efecto.
VERTICAL:
1- Maligno. 4- Afasia. 5- Neonato. 7- Gameto. 8- Anemia.

CRUCIGRAMA 34
HORIZONTAL:
2- Urgente. 4- Barorreceptor. 6- Dermis. 9- Pulpa. 10- Sebo.
VERTICAL:
1- Fiebre. 3- Hedor. 5- Rodilla. 7- Implante. 8- Vagido.

CRUCIGRAMA 35
HORIZONTAL:
2- Tálamo. 3- Percusión. 6- Dehiscencia. 8- Feto. 10- Medial.
VERTICAL:
1- Blastómera. 4- Ovario. 5- Ceja. 7- Neurosis. 9- Lúteo.

CRUCIGRAMA 36
HORIZONTAL:
4- Gripe. 5- Riñón. 8- Imperforado. 9- Memoria. 10- Sepsis.
VERTICAL:
1- Anfractuoso. 2- Córnea. 3- Viable. 6- Hioides. 7- Emesis.

CRUCIGRAMA 37
HORIZONTAL:
4- Glucemia. 7- Aliento. 8- Pus. 9- Fagocito. 10- Labro.
VERTICAL:
1- Ectodermo. 2- Saliva. 3- Astigmatismo. 5- Ceguera. 6- Meninges.

CRUCIGRAMA 38
HORIZONTAL:
5- Endocrino. 6- Hipogloso. 7- Anestesia. 9- Órbita. 10- Sangre.
VERTICAL:
1- Crioterapia. 2- Perimisio. 3- Inconstante. 4- Torso. 8- Arruga.

CRUCIGRAMA 39
HORIZONTAL:
2- Nonato. 5- Ecografía. 7- Lisis. 9- Grave. 10- Basión.
VERTICAL:
1- Fractura. 3- Mediastino. 4- Poliuria. 6- Diastema. 8- Angina.

CRUCIGRAMA 40
HORIZONTAL:
1- Biotipo. 5- Carpo. 6- Nariz. 8- Óseo. 10- Tenar.
VERTICAL:
2- Intestino. 3- Infección. 4- Diafragma. 7- Hematoma. 9- Pene.

CRUCIGRAMA 41
HORIZONTAL:
3- Depresión. 4- Irrigación. 6- Vena. 8- Ulesis. 10- Catatonia.
VERTICAL:
1- Aneurisma. 2- Jeringa. 5- Tenia. 7- Neumococo. 9- Faneras.

CRUCIGRAMA 42
HORIZONTAL:
3- Bipedestación. 5- Penia. 6- Semen. 8- Mácula. 10- Hiato.
VERTICAL:
1- Eferente. 2- Ortodoncia. 4- Resorción. 7- Gemelo. 9- Lemnisco.

CRUCIGRAMA 43
HORIZONTAL:
5- Norma. 6- Angiología. 8- Pulso. 9- Caduco. 10- Inversión.
VERTICAL:
1- Deshidratación. 2- Algia. 3- Taquicardia. 4- Sano. 7- Embrión.

CRUCIGRAMA 44
HORIZONTAL:
6- Frigidez. 7- Recto. 8- Manía. 9- Estrés. 10- Oído.
VERTICAL:
1- Bifurcado. 2- Hialino. 3- Genoma. 4- Ligamento. 5- Pelo.

CRUCIGRAMA 45
HORIZONTAL:
2- Decrépito. 4- Óvulo. 8- Euforia. 9- Hematosis. 10- Periné.
VERTICAL:
1- Fotofobia. 2-Diurno. 5- Lumen. 6- Meiosis. 7- Haploide.

CRUCIGRAMA 46
HORIZONTAL:
2- Cariotipo. 4- Encía. 7- Genital. 9- Tos. 10- Sed.
VERTICAL:
1- Hipoxia. 3- Anamnesis. 5- Núcleo. 6- Retropulsión. 8- Impulso.

CRUCIGRAMA 47
HORIZONTAL:
2- Sarcolema. 7- Cerebro. 8- Diáfisis. 9- Vénula. 10- Lisina.
VERTICAL:
1- Testículo. 3- Amnesia. 4- Médula. 5- Órgano. 6- Gingivitis.

CRUCIGRAMA 48
HORIZONTAL:
2- Receta. 5- Infarto. 6- Paresia. 8- Muslo. 10- Fagosoma.
VERTICAL:
1- Branquial. 3- Hidrófilo. 4- Párpado. 7- Epidemia. 9- Soplo.

CRUCIGRAMA 49
HORIZONTAL:
2- Blefaroplastia. 5- Heparina. 8- Glaucoma. 9- Paqui. 10- Cuádriceps.
VERTICAL:
1- Sutura. 3- Astenia. 4- Tríceps. 6- Notocorda. 7- Latido.

CRUCIGRAMA 50
HORIZONTAL:
3- Ojo. 6- Eosina. 8- Isquion. 9- Disección. 10- Pared.
VERTICAL:
1- Émbolo. 2- Autoinmune. 4- Red. 5- Faringe. 7- Maxilar.

CRUCIGRAMA 51
HORIZONTAL:
3- Mielina. 6- Tráquea. 7- Orgasmo. 8- Irritabilidad. 10- Praxia.
VERTICAL:
1- Capilar. 2- Pepsina. 4- Hormona. 5- Emetropía. 9- Biología.

CRUCIGRAMA 52
HORIZONTAL:
3- Alimento. 5- Raqui. 6- Codón. 8- Lenguaje. 10- Dacri.
VERTICAL:
1- Flebitis. 2- Sabor. 4- Nicturia. 7- Hilio. 9- Eugenol.

CRUCIGRAMA 53
HORIZONTAL:
4- Ápice. 5- Ateroma. 8- Laparotomía. 9- Sarcómera. 10- Elastina.
VERTICAL:
1- Nefrología. 2- Melatonina. 3- Cartílago. 6- Hepatocito. 7- Prótesis.

CRUCIGRAMA 54
HORIZONTAL:
4- Botulismo. 5- Coana. 8- Replicación. 9- Gastritis. 10- Istmo.
VERTICAL:
1- Doctor. 2- Tartrectomía. 3- Piógeno. 6- Albinismo. 7- Fenotipo.

CRUCIGRAMA 55
HORIZONTAL:
2- Mímica. 4- Neuritis. 7- Colostomía. 9- Pápula. 10- Cariogénico.
VERTICAL:
1- Endostio. 3- Inhibición. 5- Blastocisto. 6- Ranura. 8- Salud.

CRUCIGRAMA 56
HORIZONTAL:
3- Glucosuria. 4- Andrógeno. 8- Uni. 9- Taxidermia. 10- Faringitis.
VERTICAL:
1- Logía. 2- Osteofito. 5- Himen. 6- Aura. 7- Diapédesis.

CRUCIGRAMA 57
HORIZONTAL:
2- Endoscopia. 5- Fíbula. 7- Tresis. 8- Omento. 10- Ginecología.
VERTICAL:
1- Páncreas. 3- Diaquinesis. 4- Anafase. 6- Sóleo. 9- Vejez.

CRUCIGRAMA 58
HORIZONTAL:
4- Boca. 6- Resiliencia. 8- Zurdo. 9- Lípido. 10- Negatoscopio.
VERTICAL:
1- Callosidad. 2- Menarquia. 3- Ictus. 5- Amnios. 7- Helicotrema.

CRUCIGRAMA 59
HORIZONTAL:
3- Catabolismo. 5- Esquirla. 8- Bazo. 9- Estribo. 10- Hospital.
VERTICAL:
1- Sibilante. 2- Hirsuto. 4- Astringente. 6- Ontogenia. 7- Frontal.

CRUCIGRAMA 60
HORIZONTAL:
2- Artrosis. 6- Colutorio. 8- Pedículo. 9- Longevo. 10- Digestión.
VERTICAL:
1- Clorhexidina. 3- Insomnio. 4- Dartos. 5- Menisco. 7- Resalte.

CRUCIGRAMA 61
HORIZONTAL:
4- Cefalometría. 5- Guante. 6- Itis. 9- Maceración. 10- Hemosiderina.
VERTICAL:
1- Facial. 2- Acalasia. 3- Organismo. 7- Uretra. 8- Antibiograma.

CRUCIGRAMA 62
HORIZONTAL:
1- Sarcoma. 5- Cana. 8- Bífidos. 9- Neuroglia. 10- Carúncula.
VERTICAL:
2- Rutina. 3- Placebo. 4- Leucopenia. 6- Drogadicto. 7- Anhidrosis.

CRUCIGRAMA 63
HORIZONTAL:
3- Raíz. 6- Cifosis. 7- Carótida. 8- Eccema. 10- Inerte.
VERTICAL:
1- Herida. 2- Síncope. 4- Locomoción. 5- Frigo. 9- Bregma.

CRUCIGRAMA 64
HORIZONTAL:
3- Polifagia. 6- Eje. 8- Aracnoides. 9- Melena. 10- Anisocoria.
VERTICAL:
1- Diente. 2- Hematoxilina. 4- Espiración. 5- Desmosoma. 7- Osteocito.

CRUCIGRAMA 65
HORIZONTAL:
2- Calcitonina. 4- Oxígeno. 6- Asepsia. 7- Perilinfa. 10- Maléolo.
VERTICAL:
1- Libido. 3- Hidrargirismo. 5- Glotis. 8- Rinoscopia. 9- Cigoto.

CRUCIGRAMA 66
HORIZONTAL:
3- Higiene. 5- Aspirina. 7- Fascículo. 8- Bioestadística. 10- Toxemia.
VERTICAL:
1- Inhalación. 2- Sensitivo. 4- Amalgama. 6- Endodermo. 9- Deciduo.

CRUCIGRAMA 67
HORIZONTAL:
3- Vómer. 5- Clavícula. 6- Frotis. 8- Eclampsia. 10- Enema.
VERTICAL:
1- Miopía. 2- Queloide. 4- Micosis. 7- Mandíbula. 9- Abducción.

CRUCIGRAMA 68
HORIZONTAL:
4- Hemostasia. 7- Ulna. 8- Inguinal. 9- Sonda. 10- Lambda.
VERTICAL:
1- Desinfección. 2- Odontalgia. 3- Plasma. 5- Prolapso. 6- Migraña.

CRUCIGRAMA 69
HORIZONTAL:
4- Reflejo. 6- Supinación. 8- Caliciforme. 9- Gangrena. 10- Madarosis.
VERTICAL:
1- Impétigo. 2- Telofase. 3- Diartrosis. 5- Lisoferrina. 7- Bascular.

CRUCIGRAMA 70
HORIZONTAL:
1- Antígeno. 3- Masetero. 7- Atricción. 9- Falo. 10- Narina.
VERTICAL:
2- Ortognatismo. 4- Percepción. 5- Hábitat. 6- Vertebral. 8- Estatura.

CRUCIGRAMA 71
HORIZONTAL:
4- Língula. 5- Pan. 7- Endodoncia. 9- Yodoformo. 10- Mango.
VERTICAL:
1- Transitorio. 2- Piel. 3- Hematemesis. 6- Bolo. 8- Cacosmia.

CRUCIGRAMA 72
HORIZONTAL:
4- Esputo. 6- Rafia. 7- Amelogénesis. 9- Sinergia. 10- Descendente.
VERTICAL:
1- Pedo. 2- Cutícula. 3- Hematopoyesis. 5- Orificio. 7- Atetosis.

CRUCIGRAMA 73
HORIZONTAL:
1- Dexter. 4- Álgido. 7- Alumbramiento. 9- Foliculitis. 10- Pericardio.
VERTICAL:
2- Tópico. 3- Mesénquima. 5- Llantén. 6- Distócico. 8- Neutropenia.

CRUCIGRAMA 74
HORIZONTAL:
4- Xeno. 5- Endotelio. 7- Diarrea. 9- Hepatomegalia. 10- Sialo.
VERTICAL:
1- Osteología. 2- Involución. 3- Coartación. 6- Ruido. 8- Bóveda.

CRUCIGRAMA 75
HORIZONTAL:
1- Adherencia. 6- Parótida. 7- Úlcera. 9- Inorgánico. 10- Ataxia.
VERTICAL:
2- Detumescencia. 3- Suprarrenal. 4- Gametogénesis. 5- Talocrural.
8- Lactación.

CRUCIGRAMA 76
HORIZONTAL:
3- Hemoglobina. 4- Versión. 6- Oral. 8- Ectomía. 10- Calcificación.
VERTICAL:
1- Macrodoncia. 2- Sagital. 5- Embriología. 7- Fauces. 9- Colon.

CRUCIGRAMA 77
HORIZONTAL:
1- Hemofilia. 5- Desarrollo. 6- Alantoides. 8- Magno. 10- Autoclave.
VERTICAL:
2- Azoospermia. 3- Barrera. 4- Bicóncavo. 7- Ergoterapia. 9- Isótopo.

CRUCIGRAMA 78
HORIZONTAL:
2- Escamosa. 5- Termorreceptor. 6- Válvula. 9- Genotipo. 10- Pirexia.
VERTICAL:
1- Calavera. 3- Xantopsia. 4- Opiáceo. 7- Linfonodo. 8- Repleción.

CRUCIGRAMA 79
HORIZONTAL:
2- Alexia. 5- Transmutación. 8- Sarro. 9- Cubeta. 10- Odontoclasto.
VERTICAL:
1- Hepatitis. 3- Defecar. 4- Intersticio. 6- Facie. 7- Asintomático.

CRUCIGRAMA 80
HORIZONTAL:
2- Apatía. 6- Nihilismo. 8- Cacumen. 9- Bicúspides. 10- Migración.
VERTICAL:
1- Legaña. 3- Perimetrio. 4- Radiolúcido. 5- Queratosis. 7- Mesenterio.

CRUCIGRAMA 81
HORIZONTAL:
5- Amarillo. 6- Seborrea. 7- Impactado. 8- Factor. 10- Dermatoma.
VERTICAL:
1- Menopausia. 2- Quimioterapia. 3- Cuneiforme. 4- Universidad.
9- Recesión.

CRUCIGRAMA 82
HORIZONTAL:
3- Base. 5- Lipoma. 8- Sinusitis. 9- Periapical. 10- Gastrocnemio.
VERTICAL:
1- Osteoporosis. 2- Hiperquinesia. 4- Albugínea. 6- Nosocomial.
7- Curetaje.

CRUCIGRAMA 83
HORIZONTAL:
1- Ronquido. 3- Lámina. 5- Exantema. 7- Telencéfalo. 10- Necropsia.
VERTICAL:
2- Urinífero. 4- Menstruación. 6- Detrusor. 8- Cacofonía. 9- Adaquia.

CRUCIGRAMA 84
HORIZONTAL:
5- Avulsión. 6- Sección. 8- Atlas. 9- Hialómera. 10- Gingivectomía.
VERTICAL:
1- Flexión. 2- Parenteral. 3- Intervertebral. 4- Oposición. 7- Queilo.

CRUCIGRAMA 85
HORIZONTAL:
2- Hipnótico. 6- Xero. 7- Sindactilia. 8- Ferritina. 10- Retención.
VERTICAL:
1- Distensión. 3- Invaginación. 4- Abrasión. 5- Zona. 9- Azotemia.

CRUCIGRAMA 86
HORIZONTAL:
2- Paracentesis. 3- Crepitación. 6- Vasodilatador. 8- Ozono.
9- Ecología.
VERTICAL:
1- Eminencia. 4- Urogenital. 5- Laceración. 7- Mamífero. 10- Orquitis.

CRUCIGRAMA 87
HORIZONTAL:
3- Vértebra. 5- Audífono. 6- Heterocigótico. 8- Incrustación.
10- Tartamudez.
VERTICAL:
1- Encéfalo. 2- Retroversión. 4- Lasitud. 7- Orbicular. 9- Articulación.

CRUCIGRAMA 88
HORIZONTAL:
4- Dispepsia. 5- Férula. 7- Geriatría. 9- Cabeza. 10- Sensibilidad.
VERTICAL:
1- Bronquiectasia. 2- Microsomía. 3- Taratología. 6- Artritis. 8- Petequia.

CRUCIGRAMA 89
HORIZONTAL:
1- Obstruido. 3- Retináculo. 4- Lágrima. 8- Detrito. 10- Equimosis.
VERTICAL:
2- Teleterismo. 5- Aspiración. 6- Halitosis. 7- Atavismo. 9- Hemisferio.

CRUCIGRAMA 90
HORIZONTAL:
3- Magro. 4- Sentido. 7- Contagio. 8- Pie. 10- Frenillo.
VERTICAL:
1- Psoriasis. 2- Colinérgico. 5- Embolia. 6- Infraorbitario. 9- Depósito.

CRUCIGRAMA 91
HORIZONTAL:
3- Barbilla. 5- Litiasis. 7- Exodoncia. 9- Ictiosis. 10- Oncología.
VERTICAL:
1- Fungiforme. 2- Pululación. 4- Rinestesia. 6- Crenación. 8- Coito.

CRUCIGRAMA 92
HORIZONTAL:
4- Ablación. 5- Ungüento. 7- Dogma. 9- Genética. 10- Seroso.
VERTICAL:
1- Paranasal. 2- Masticación. 3- Hipertensión. 6- Espasmo. 8- Xifoides.

CRUCIGRAMA 93
HORIZONTAL:
2- Absorción. 4- Miosis. 6- Lupus. 8- Nefrotóxico. 10- Sicklemia.
VERTICAL:
1- Oxitocina. 3- Bolsa. 5- Inclusión. 7- Drenaje. 9- Estrabismo.

CRUCIGRAMA 94
HORIZONTAL:
2- Taquifagia. 5- Protráctil. 7- Shock. 8- Coroides. 10- Mediano.
VERTICAL:
1- Fibra. 3- Anorexia. 4- Adito. 6- Retículo. 9- Homosexual.

CRUCIGRAMA 95
HORIZONTAL:
2- Diástole. 3- Clímax. 5- Leptospira. 8- Queratitis. 10- Influenza.
VERTICAL:
1- Filia. 3- Catéter. 6- Axis. 7- Geniogloso. 9- Foniatra.

CRUCIGRAMA 96
HORIZONTAL:
4- Etiología. 5- Lima. 8- Anquilosis. 9- Estrógeno. 10- Hipocondrio.
VERTICAL:
1- Sialorrea. 2- Midriasis. 3- Corazón. 6- Xenofobia. 7- Apetito.

CRUCIGRAMA 97
HORIZONTAL:
3- Flúor. 6- Ventrículo. 8- Axón. 9- Fórceps. 10- Antioxidante.
VERTICAL:
1- Colirio. 2- Melanoma. 4- Betamimético. 5- Hipófisis. 7- Intravenoso.

CRUCIGRAMA 98
HORIZONTAL:
2- Blíster. 3- Poplíteo. 5- Xilol. 8- Exacerbación. 9- Drepanocito.
VERTICAL:
1- Cementosis. 4- Sigmoideo. 6- Ojera. 7- Trabécula. 10- Taxonomía.

CRUCIGRAMA 99
HORIZONTAL:
4- Quirófano. 5- Circunvolución. 8- Dolor. 9- Vértigo. 10- Gestación.
VERTICAL:
1- Bisturí. 2- Falange. 3- Buccinador. 6- Cefalea. 7- Anfiteatro.

CRUCIGRAMA 100
HORIZONTAL:
4- Rótula. 6- Bulbo. 8- Ética. 9- Aerofagia. 10- Homocigótico.
VERTICAL:
1- Bursa. 2- Flatulencia. 3- Mitocondria. 5- Catarata. 6- Balanitis.

Bibliografía

1. Companioni Landín FA, Bachá Rigal Y. Prontuario de Ciencias Morfológicas A-L. La Habana: Editorial Ciencias Médicas, 2009.
2. Companioni Landín FA, Bachá Rigal Y. Prontuario de Ciencias Morfológicas M-Z. La Habana: Editorial Ciencias Médicas, 2009.
3. González-Longoria, MA. Glosario Estomatológico Cubano. La Habana: Editorial Ciencia Médica, 2006.
4. Saldaña Ambulódegui, E. Manual de Terminología Médica. 2012.
5. Dorland B. España, 2005. Diccionario Médico Ilustrado de medicina. Edit. Mc Grawhill. 30 Edc.
6. Diccionario de la Wikipedia online.
7. Cortés Gabaudan, F. Pequeño Diccionario Médico Etimológico, 2000.
8. Connolly D. Terminología Médica, 2019.
9. Parada Artigues A, Espinosa Fernández MG. Terminología clínica y patología, 2019.
10. Real Academia Nacional de Medicina: Diccionario de términos médicos, 2011.
11. Diccionario Terminológico de Ciencias Médicas. Editorial Masson. 13 Edc. 2013.
12. Roper N. Diccionario de Enfermería. Editorial McGraw-Hill Interamericana, 16 Edc.
13. Enciclopledia Médica, Medline Plus.
14. Diccionario Médico de la Clínica Universidad de Navarra.
15. Diccionario de la Real Academia Española.
16. Dicciomed. Diccionario médico-biológico, histórico y etimológico. Universidad de Salamanca.
17. Yetano Laguna J, Alberola Cuñat V. Diccionario de siglas médicas y otras abreviaturas, epónimos y términos médicos relacionados con la codificación de las altas hospitalarias. Ministerio de Sanidad y Consumo. Madrid. España.